第2版 クラウンブリッジテクニック

東京医科歯科大学名誉教授	三浦宏之
元愛知学院大学歯学部教授	伊藤　裕
鶴見大学歯学部教授	小川　匠
九州歯科大学教授	細川隆司
岩手医科大学名誉教授	石橋寛二
昭和大学名誉教授	川和忠治
九州大学名誉教授	寺田善博
鶴見大学名誉教授	福島俊士

［編］

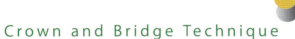

Crown and Bridge Technique

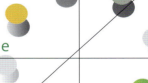

医歯薬出版株式会社

This book is originally published in Japanese
under the title of :

KURAUN-BURIZZI TEKUNIKKU
(Crown and Bridge Technique)

Editors :
MIURA, Hiroyuki et al.

MIURA, Hiroyuki
  Proffessor, Tokyo Medical and Dental University

© 2008 1st ed., © 2018 2nd ed.
ISHIYAKU PUBLISHERS, INC.
  7-10, Honkomagome 1 chome, Bunkyo-ku,
  Tokyo 113-8612, Japan

執筆者一覧

北海道医療大学歯学部
　　教　授　　越智守生
　　准教授　　廣瀬由紀人

北海道大学大学院歯学研究院
　　教　授　　山口泰彦

岩手医科大学歯学部
　　名誉教授　石橋寛二
　　特任教授　田邉憲昌

東北大学大学院歯学研究科
　　教　授　　江草　宏

明海大学歯学部
　　教　授　　藤澤政紀

日本大学
　　名誉教授　會田雅啓

日本歯科大学生命歯学部
　　教　授　　五味治徳

日本大学歯学部
　　教　授　　小峰　太

東京医科歯科大学
　　名誉教授　三浦宏之

東京歯科大学
　　名誉教授　佐藤　亨
　　教　授　　関根秀志

昭和大学歯学部
　　名誉教授　川和忠治
　　教　授　　馬場一美
　　准教授　　田中晋平

神奈川歯科大学
　　教　授　　木本克彦

鶴見大学歯学部
　　名誉教授　福島俊士
　　教　授　　小川　匠

新潟大学大学院医歯学総合研究科
　　教　授　　魚島勝美

日本歯科大学
　　名誉教授　渡邉文彦

朝日大学
　　教　授　　倉知正和

朝日大学歯学部
　　教　授　　石神　元
　　教　授　　中本哲自

愛知学院大学歯学部
　　元教授　　伊藤　裕
　　教　授　　近藤尚知

大阪大学
　　名誉教授　矢谷博文

大阪歯科大学
　　名誉教授　川添堯彬
　　名誉教授　田中昌博

岡山大学学術研究院医歯薬学域
　　教　授　　窪木拓男

広島大学大学院医系科学研究科
　　教　授　　津賀一弘

広島大学歯学部
　　Special Professor　安部倉　仁

徳島大学大学院医歯薬学研究部
　　教　授　　松香芳三

九州歯科大学
　　教　授　　細川隆司
　　准教授　　正木千尋

九州大学大学院歯学研究院
　　名誉教授　寺田善博
　　名誉教授　古谷野潔
　　助　教　　諸井亮司

福岡歯科大学
　　名誉教授　佐藤博信
　　教　授　　松浦尚志

長崎大学大学院医歯薬学総合研究科
　　教　授　　澤瀬　隆

鹿児島大学大学院医歯学総合研究科
　　教　授　　南　弘之

執筆協力者一覧

岩並 恵一	前 鶴見大学歯学部 クラウンブリッジ補綴学講座
橋本　興	前 鶴見大学歯学部 クラウンブリッジ補綴学講座
水野 行博	鶴見大学歯学部 歯科技工研修科　元主任
邑田 歳幸	前 鶴見大学歯学部 歯科技工研修科
市川 正幸	鶴見大学歯学部 歯科技工研修科　前主任
前田 祥博	前 鶴見大学歯学部 歯科技工研修科
井出 康時	前 鶴見大学歯学部 歯科技工研修科
松本 敏光	鶴見大学歯学部 歯科技工研修科
森井 和希	前 鶴見大学歯学部 歯科技工研修科
山口 将弘	前 鶴見大学歯学部 歯科技工研修科
伊原 啓祐	鶴見大学歯学部 歯科技工研修科
吉田 恵一	東京医科歯科大学大学院医歯学総合研究科 摂食機能保存学分野　准教授
岡田 大蔵	東京医科歯科大学大学院医歯学総合研究科 摂食機能保存学分野　講師
駒田　亘	東京医科歯科大学大学院医歯学総合研究科 摂食機能保存学分野　講師
野崎 浩佑	東京医科歯科大学 生体材料工学研究所 生体材料機能医学分野
進　千春	東京医科歯科大学大学院医歯学総合研究科 摂食機能保存学分野
牧野 志保	東京医科歯科大学大学院医歯学総合研究科 摂食機能保存学分野
大森　哲	東京医科歯科大学大学院医歯学総合研究科 摂食機能保存学分野
根本 怜奈	東京医科歯科大学大学院医歯学総合研究科 摂食機能保存学分野
安江　透	東京医科歯科大学大学院医歯学総合研究科 口腔機材開発工学　講師
阿部 俊之	愛知学院大学歯学部 冠・橋義歯学講座　講師
杉浦 浩樹	愛知学院大学歯学部附属病院 歯科技工部　主任
塚本 文隆	愛知学院大学 歯科技工専門学校　教務主任
大平 千之	前 岩手医科大学歯学部 補綴・インプラント学講座　講師
中里 好宏	前 岩手医科大学歯学部 冠橋義歯補綴学分野
永留 初實	前 九州大学大学院歯学研究院 口腔機能修復学講座
山本 大吾	前 九州大学大学院歯学府
篠原 義憲	前 九州大学病院 歯科部門

執筆者一覧 (第1版第1刷発行時, ＊は編集委員)

北海道医療大学歯学部
　　教　授　越智守生

北海道大学大学院歯学研究科
　　教　授　大畑　昇

岩手医科大学歯学部
　　教　授　石橋寛二＊

東北大学大学院歯学研究科
　　准教授　依田正信

奥羽大学歯学部
　　教　授　鎌田政善

奥羽大学大学院歯学研究科
　　教　授　嶋倉道郎

明海大学歯学部
　　教　授　藤澤政紀

日本大学松戸歯学部
　　教　授　會田雅啓

日本歯科大学生命歯学部
　　教　授　新谷明喜

日本大学歯学部
　　教　授　松村英雄

東京医科歯科大学大学院医歯学総合研究科
　　教　授　三浦宏之＊

東京歯科大学
　　教　授　佐藤　亨

昭和大学
　　名誉教授　川和忠治＊

神奈川歯科大学
　　教　授　木本克彦

鶴見大学歯学部
　　教　授　福島俊士

新潟大学大学院医歯学総合研究科
　　教　授　魚島勝美

日本歯科大学新潟生命歯学部
　　教　授　渡邉文彦

松本歯科大学
　　教　授　山下秀一郎

朝日大学歯学部
　　教　授　倉知正和

愛知学院大学歯学部
　　教　授　伊藤　裕＊

大阪大学大学院歯学研究科
　　教　授　矢谷博文

大阪歯科大学
　　教　授　川添堯彬

岡山大学大学院医歯薬学総合研究科
　　教　授　窪木拓男

広島大学大学院医歯薬学総合研究科
　　准教授　貞森紳丞

徳島大学医学部・歯学部附属病院
　　講　師　西川啓介

九州歯科大学
　　教　授　細川隆司

九州大学大学院歯学研究院
　　教　授　寺田善博＊

福岡歯科大学
　　教　授　佐藤博信

長崎大学大学院医歯薬学総合研究科
　　准教授　澤瀬　隆

鹿児島大学大学院医歯学総合研究科
　　教　授　田中卓男

執筆協力者一覧 (第1版第1刷発行時)

鶴見大学歯学部
歯科補綴学第二講座
　　岩並恵一

鶴見大学歯学部
歯科補綴学第二講座
　　橋本　興

鶴見大学歯学部歯科技工研修科
　　主　任　水野行博

鶴見大学歯学部歯科技工研修科
　　邑田歳幸

鶴見大学歯学部歯科技工研修科
　　市川正幸

鶴見大学歯学部歯科技工研修科
　　前田祥博

鶴見大学歯学部歯科技工研修科
　　井出康時

鶴見大学歯学部歯科技工研修科
　　松本敏光

鶴見大学歯学部歯科技工研修科
　　森井和希

鶴見大学歯学部歯科技工研修科
　　山口将弘

鶴見大学歯学部歯科技工研修科
　　伊原啓祐

東京医科歯科大学大学院
医歯学総合研究科
摂食機能保存学分野
　　准教授　吉田恵一

東京医科歯科大学大学院
医歯学総合研究科
摂食機能保存学分野
　　助　教　岡田大蔵

東京医科歯科大学大学院
医歯学総合研究科
摂食機能保存学分野
　　野崎浩佑

東京医科歯科大学大学院
医歯学総合研究科
摂食機能保存学分野
　　進　千春

東京医科歯科大学大学院
医歯学総合研究科
摂食機能保存学分野
　　福井雄二

東京医科歯科大学大学院
医歯学総合研究科
摂食機能保存学分野
　　牧野志保

東京医科歯科大学大学院
医歯学総合研究科
摂食機能保存学分野
　　岡安晴生

東京医科歯科大学歯学部
附属歯科技工士学校
　　講　師　安江　透

東京医科歯科大学歯学部
附属歯科技工士学校
　　土平和秀

愛知学院大学歯学部
冠・橋義歯学講座
　　講　師　阿部俊之

愛知学院大学歯学部
冠・橋義歯学講座
　　講　師　吉田真琴

愛知学院大学
歯科技工専門学校
　　講　師　横井次郎

愛知学院大学歯学部
附属病院 歯科技工部
　　杉浦浩樹

愛知学院大学歯学部
附属病院 歯科技工部
　　田中　孝

愛知学院大学歯学部
マルチメディアセンター
　　原田　崇

長崎大学医学部・歯学部
附属病院 中央技工室
　　塚本文隆

岩手医科大学歯学部
歯科補綴学第二講座
　　大平千之

岩手医科大学歯学部
歯科補綴学第二講座
　　田邉憲昌

岩手医科大学歯学部
歯科補綴学第二講座
　　中里好宏

九州大学大学院歯学研究院
口腔機能修復学講座
咀嚼機能制御学分野
　　永留初實

九州大学大学院歯学府
　　山本大吾

九州大学病院
歯科部門 咬合補綴科
　　篠原義憲

北海道医療大学歯学部
クラウンブリッジ・インプラント補綴学分野
　　講　師　廣瀬由紀人

日本大学歯学部
歯科補綴学教室Ⅲ講座
　　講　師　小泉寛恭

大阪歯科大学
有歯補綴咬合学講座
　　准教授　田中昌博

大阪歯科大学
有歯補綴咬合学講座
　　講　師　柏木宏介

九州歯科大学
口腔再建リハビリテーション学分野
　　中本哲自

第2版 はじめに

　『クラウンブリッジテクニック』の初版は2008年に全国29大学のクラウンブリッジ補綴学の実習にたずさわる先生方の一致協力によって，歯学生の実習副読本として上梓された．臨床および技工操作の各ステップ写真から構成されている本書は歯学生の副読本としてばかりでなく，臨床研修歯科医，若い歯科医師，歯科技工士の参考書としても広く活用されてきた．初版は好評をもって迎えられ，発刊から今日まで刷を重ね，すでに10刷に至っている．

　初版が上梓されてから10年が経過し，この間，学問・研究は日進月歩で進んでおり，歯科医師国家試験出題基準の改定も行われている．CAD/CAM，光学印象などのデジタル技術が導入されるようになり，補綴装置の製作法も大きく変わろうとしている．CAD/CAMシステムは驚くほどの進歩を遂げており，加工精度の向上により，適合のよい補綴装置を容易に製作することができるようになった．また，CAD/CAMシステムを応用したジルコニアによるオールセラミック修復が行われるようになり，ブリッジを含めたメタルフリー修復による審美修復の可能性も大いに広がってきた．以前では夢の世界であった，CAD/CAMによる補綴装置の製作が高精度で実現できるようになり，クラウンブリッジの製作法は，Peesoらが始めたバンドクラウンから鋳造冠に代わった1945年頃についで，一大変革期を迎えようとしている．

　鋳造冠は適合がよく，強度が大きいことから長くクラウンブリッジの中核をなしてきた．しかしながら，溶けた金属が固まるときの結晶の偏析や鋳造欠陥を避けることができず，本来金属が持っている優れた性質を100％保ったままの修復装置を製作することはできなかった．一方，CAD/CAMは工業的に均一につくられたブロックを削り出して修復装置を製作するため，材料が持つ本来の優れた物性をそのまま引き継ぐことができるという大きな利点がある．CAD/CAM用のブロックもさまざまなものが提供されるようになり，硬質レジンブロックを用いた小臼歯および下顎第一大臼歯のCAD/CAM冠が保険に収載されるなど，患者の選択肢も増えてきている．

　これらの新しい時代の変化に対応するため，このたび初版の改訂を行った．本書が初版同様，クラウンブリッジを学ぶ人たちに基本的理論と技法の手引きとして広く活用されるとともに，それを通じて国民の顎口腔系の健康維持・増進に貢献できることを切望する．

　最後に，お忙しい中ご執筆いただいた全国のクラウンブリッジ補綴学ご担当の先生方に深甚なる謝意を表するとともに，本書の改訂にあたり，終始忍耐強くわれわれをリードして下さった医歯薬出版株式会社の諸氏に深謝する．

2018年2月

編集委員　　三浦　宏之　　伊藤　　裕
　　　　　　小川　　匠　　細川　隆司
　　　　　　石橋　寛二　　川和　忠治
　　　　　　寺田　善博　　福島　俊士

はじめに

　クラウンブリッジ補綴の守備範囲は，1歯の歯質欠損から多数歯の欠損に及び，これらに対する補綴装置の種類は部分被覆冠のように比較的歯質の削除量の少ない小型の装置から多数歯にわたる大きなブリッジに至るまで多岐にわたる．また，国民の歯に対する関心の高まりから，各年齢層における有歯本数は着実に改善され，クラウンブリッジ補綴の対象者数は確実に増加していると思われる．

　こうした状況を踏まえ，各歯科大学（歯学部）はそのカリキュラムにおいて，少なからぬ時間をクラウンブリッジ補綴の講義と実習に割いている．しかし，クラウンブリッジ補綴の診療ならびに技工ステップは複雑で，補綴装置の種類も多いため，限られた実習時間内に履修できる内容はごく基本的なものに留まっている．

　本書は，歯学生の実習副読本として編まれたもので，さまざまな補綴装置について，各大学の基礎実習に利用しうる臨床および技工操作のステップ写真で構成されている．学生諸君は，ごく基本的な補綴装置についてはもちろん，最新の補綴装置についても，製作工程の全体をつぶさに見て取ることができるであろう．したがって，本書は単に歯学生の実習副読本としてばかりでなく，臨床研修歯科医をはじめとする若い歯科医師，歯科技工士をはじめとするコデンタルワーカーの参考書としても活用していただけるものと考えている．

　本書の企画は，平成18年の秋に提起され，およそ2年間かけて，全国29大学のクラウンブリッジ補綴学にかかわる教授の先生方の一致協力によって成就された．その間，全大学におけるクラウンブリッジ基礎実習のアンケート調査を実施し，できるかぎりその共通項を連ねた目次を作成し，絵コンテ案を準備して検討を重ね，実際にステップ写真を撮影し，手分けして説明文をつけた．これらの過程は決して平坦ではなかったが，参加してくださったすべての大学が協力的であり，建設的であった．

　また，本書の作成に際して，多くの大学の多数の教員，歯科技工士が「執筆協力者」としてメラミン歯の支台歯形成やろう型の採得・埋没・鋳造そして写真の撮影などにそれぞれ全力を傾注してくださった．これらの方々の積極的な参画がなかったなら本書が日の目をみることはなかったであろう．

　このように本書の上梓は，多くの方々の協力の所産である．本書が世に広く受け入れられ，クラウンブリッジ補綴教育の発展に寄与し，ひいては国民の健康に貢献できることを期待する．

　最後に，本書の制作にあたり，終始忍耐強くわれわれをリードしてくださった医歯薬出版（株）の諸氏に深謝いたします．

2008年8月

　　　編集委員　　石橋　寛二　　伊藤　　裕
　　　　　　　　　川和　忠治　　寺田　善博
　　　　　　　　　福島　俊士　　三浦　宏之

第2版 クラウンブリッジテクニック

目次

第1章　クラウンブリッジ補綴とは … 1
- A. クラウンブリッジ補綴の臨床的意義 … 1
  1. クラウンブリッジ補綴による顎口腔機能の回復 … 1
  2. クラウンブリッジ補綴と歯周組織および全身との関係 … 2
- B. クラウンブリッジの要件 … 3
  1. クラウンブリッジの名称 … 4
  2. 適合 … 4
  3. 咬合関係 … 5
  4. 隣接接触関係 … 7
  5. 頰舌側面形態 … 10
- C. クラウンブリッジの種類 … 11
- D. クラウンブリッジの補綴治療の流れ … 14

第2章　支台歯形成 … 16
- A. 支台歯形成の原則 … 16
- B. 全部金属冠のための支台歯形成 … 20
- C. 前装冠のための支台歯形成 … 24
  1. 前歯部 … 24
  2. 小臼歯部 … 27
- D. ジャケットクラウンのための支台歯形成 … 30
  1. 前歯部 … 30
  2. 大臼歯部 … 32
- E. 4/5クラウンのための支台歯形成 … 35
- F. 接着ブリッジのための支台歯形成 … 37
  1. 前歯部ブリッジ（③2①） … 37

2. 臼歯部ブリッジ（D字型）（⑦6⑤|）……………………… *39*
　　3. 臼歯部ブリッジ（L字型）（⑦6⑤|）……………………… *41*

第3章　支台築造　　*42*

　A. 鋳造支台築造 ………………………………………………… *42*
　B. 分割支台築造 ………………………………………………… *45*
　C. レジン支台築造 ……………………………………………… *47*
　　1. ファイバーポストを利用する方法（直接法，1|）……… *47*
　　2. ファイバーポストを利用する方法（間接法，4|）……… *49*
　　3. 既製金属ポストを利用する方法（直接法，1|）………… *51*

第4章　印象採得　　*52*

　A. 単一印象法 …………………………………………………… *52*
　B. 連合印象法 …………………………………………………… *55*
　C. 二重同時印象法（ダブルミックス印象法）……………… *56*
　D. 個歯トレー印象法 …………………………………………… *58*
　E. 咬合印象法 …………………………………………………… *62*
　付. カートリッジタイプの取り扱い ………………………… *64*

第5章　プロビジョナルレストレーション　　*65*

　A. 既製プラスチッククラウン応用法 ………………………… *65*
　　　直接法（|1 前装冠）………………………………………… *65*
　B. 即時重合レジン応用法 ……………………………………… *67*
　　1. 直接法 …………………………………………………… *67*
　　　①餅状レジンによる圧接法（|6 全部金属冠）…………… *67*
　　　②術前の印象応用法（1）（|12 前装冠）………………… *70*
　　　③術前の印象応用法（2）（③2①|ブリッジ築造体ごと脱落例）……… *72*
　　2. 間接法 …………………………………………………… *74*
　　　①レジン筆積み法（|6 全部金属冠）……………………… *74*
　　　②模型の印象応用法（1）（|6 全部金属冠）……………… *75*
　　　③模型の印象応用法（2）（③2①|ブリッジ）…………… *77*
　付. インプラント症例の場合 ………………………………… *79*

第 6 章　患者情報の伝達 …………………………………… 80

第 7 章　顎間関係の記録（咬合採得） ……………………… 83
　A． 咬頭嵌合位の記録 ……………………………………… 83
　　1． パラフィンワックスを用いたインターオクルーザルレコード
　　　 の採得 ……………………………………………… 83
　　2． 咬合採得用シリコーンゴムを用いたインターオクルーザルレコード
　　　 の採得 ……………………………………………… 85
　　3． その他の顎間関係の記録 ………………………… 86
　B． 頭蓋に対する上顎歯列の三次元的位置関係の記録 … 87
　C． 偏心咬合位の記録と咬合器の調節 ………………… 90

第 8 章　作業用模型の製作 …………………………………… 94
　A． 模型の製作 ……………………………………………… 94
　　1． 歯型を含む歯列模型の製作 ……………………… 94
　　2． 対合歯列模型の製作 ……………………………… 97
　B． 咬合器装着 ……………………………………………… 97
　C． 歯型の分割とトリミング ……………………………… 99
　D． ダウエルピンの後付けによる製作法 ……………… 101
　E． ガム付き模型の製作 ………………………………… 105

第 9 章　ワックスパターン形成 …………………………… 107
　A． 盛り上げ法 …………………………………………… 107
　B． 浸漬法 ………………………………………………… 110
　C． 圧接法 ………………………………………………… 111
　D． ドロップオンテクニック …………………………… 115

第 10 章　埋没・鋳造・模型上の調整・研磨 …………… 117
　A． 埋　没 ………………………………………………… 117
　B． 鋳造（遠心鋳造） …………………………………… 119
　C． 模型上の調整 ………………………………………… 121
　D． 研　磨 ………………………………………………… 123

第 11 章　レジン前装冠の製作 ……………………………………… 125
- A. ワックスパターン形成 ……………………………………… 125
- B. 鋳造体の処理 ……………………………………… 126
- C. レジンの築盛および重合 ……………………………………… 128
- D. 形態修正，研磨 ……………………………………… 131

第 12 章　陶材焼付冠の製作 ……………………………………… 133
- A. ワックスパターン形成 ……………………………………… 133
- B. 埋没，鋳造 ……………………………………… 134
- C. メタルコーピングの試適 ……………………………………… 136
- D. メタルコーピングの前処理 ……………………………………… 136
- E. 陶材の築盛および焼成 ……………………………………… 137
- F. 仕上げ・研磨 ……………………………………… 141

第 13 章　レジンジャケットクラウンの製作 ……………………………………… 142

第 14 章　オールセラミッククラウンの製作 ……………………………………… 145

第 15 章　ポーセレンラミネートベニアの製作 ……………………………………… 148
- A. 支台歯形成 ……………………………………… 148
- B. 印象採得 ……………………………………… 149
- C. 耐火模型の製作 ……………………………………… 150
- D. 陶材の築盛および焼成 ……………………………………… 151
- E. ラミネートベニアの接着 ……………………………………… 152

第 16 章　CAD/CAM によるクラウンの製作 ……………………………………… 154
- A. 支台歯形成 ……………………………………… 154
- B. スキャニング（模型） ……………………………………… 155
- C. スキャニング（口腔内） ……………………………………… 156
- D. クラウンの設計 ……………………………………… 157
- E. ミリング，シンタリング ……………………………………… 157
- F. 試適，咬合調整 ……………………………………… 158
- G. 研磨，接着 ……………………………………… 159

第 17 章　ブリッジの製作 　161

A. レジン前装ブリッジ 　161
1. 前歯部ブリッジ（③2①｜）　161
2. 臼歯部ブリッジ（⑦6⑤｜）　163

B. 陶材焼付ブリッジ（③2①｜）　166
C. 全部金属ブリッジ（⑦6⑤｜）　168
D. オールセラミックブリッジ（｜⑤6⑦）　170
E. ろう付け　173
1. 石膏コアによる方法　173
2. 即時重合レジンによる方法　175

F. 接着ブリッジ　175
1. 前歯部ブリッジ（③2①｜）　175
2. 臼歯部ブリッジ（⑦6⑤｜）　178

第 18 章　口腔内試適と装着　181

第 19 章　オクルーザルスプリントの製作　184

コラム
1. 下顎大臼歯部における接着ブリッジリテーナーのL字型デザイン　41
2. クラウンブリッジにおける（精密）印象法の変遷　64
3. 「ワックスパターン形成法」の理解のために　116
4. プロビジョナルレストレーション　144
5. ジルコニアクラウンの支台歯形成　160
6. ポンティック基底面形態　180

1 クラウンブリッジ補綴とは

A クラウンブリッジ補綴の臨床的意義

　クラウンブリッジは英単語のcrown（王冠，冠）とbridge（橋）に由来する学術用語である．クラウンは歯冠を覆って機能回復をはかる補綴装置であり，ブリッジは欠損した歯に隣接する歯やインプラントを支台として連結し，橋を架けるようにして機能回復をはかる補綴装置のことを指す．クラウンブリッジ補綴の意義は，歯の形態異常や実質欠損，歯の喪失，および周囲組織の変化等で生じる形態的，機能的，審美的問題によって低下したQOL（Quality of Life；生活の質）を回復し，長期にわたって維持することである．
　本書では，クラウンブリッジを用いた補綴治療の技術（テクニック）について学んでいく．

1. クラウンブリッジ補綴による顎口腔機能の回復

　口腔に関連したQOL（Oral Health Related QOL；OHRQOL）は単に口腔の健康状態だけでなく，さまざまな領域の因子によって複合的に形成されている（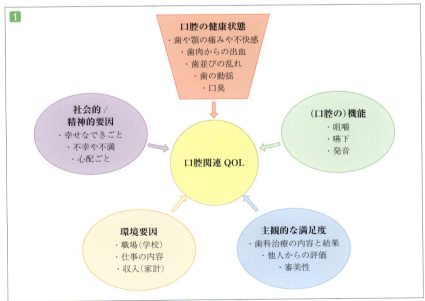）．歯を失うことによるQOLへの影響は，同じ部位の歯の欠損であっても，患者を取り巻く環境やライフステージによって異なる．
　たとえば，ほぼすべての歯が正常に咬合しているが自立歩行困難で高齢者施設に入所している90歳の男性が，1本の上顎側切歯を歯根破折で失ったとする．患者が1本の歯を失ったことについて，現在は痛みもなく，食事にも困っておらず，審美的にもまったく気にならないと言った場合，隣接歯が生活歯で正常な咬合状態を保っているとすれば，生活歯の支台歯形成をしてブリッジによ

（Sischo,L., Broder,H.L, J Dent Res, 90 (11): 1264～1270, 2011. より）

る補綴治療を行う必要性はきわめて低い．一方で，同じ1本の上顎側切歯を失ったのが21歳の女性で，就職試験の面接を控えた学生であった場合，クラウンブリッジによる補綴治療の必要性はきわめて高い．同じ歯の欠損でも，補綴治療を行うかどうか，どのような補綴治療を行うべきかは，患者ごとに判断が異なる．

　歯は誤って切削すると自然治癒はあり得ず，二度と元に戻ることはない．必要のない歯を切削することは絶対に避けなければならない．歯を切削する実習を行う際には，歯科医師として高度な医療判断と患者への説明と同意のもとで不可逆的な外科処置を行っているという意識をもち，実習模型は実際の患者に対する治療をシミュレートしたものであることを忘れてはならない．

2. クラウンブリッジ補綴と歯周組織および全身との関係

　口腔の形態的，機能的，審美的問題を解決する手段として，クラウンブリッジによる補綴治療はきわめて重要である．しかし，その治療における治療方法の選択，処置（歯の切削，印象採得，咬合採得等），補綴装置の製作と装着，術後管理等において，その一つでも不適切であると，歯周組織の問題だけでなく全身の健康に悪影響が及ぶ可能性がある．

　クラウンブリッジ補綴は，口腔環境に多大な影響を与え，要件が満たされない場合は歯周病の病因モデルにおいて歯周組織疾患の後天的なリスク因子となり得る（2）．歯周病が発症してしまうと，循環器疾患や糖尿病，低出生体重児出産等のリスクを増大させることがすでに明らかになっている（3）．また，歯周病に加え，クラウンブリッジ補綴によって適切でない咬合関係が構築されてしまうと，歯根膜等の固有感覚受容器からの異常な刺激が三叉神経中脳路核を通じて中枢神経系に伝達され，全身的にさまざまな問題を引き起こす可能性も否定できない．さらには，患者によっては，クラウンブリッジ補綴治療に用いた材料によって，アレルギー反応（いわゆる「歯科金属アレルギー」等）を引き起こす可能性もある．

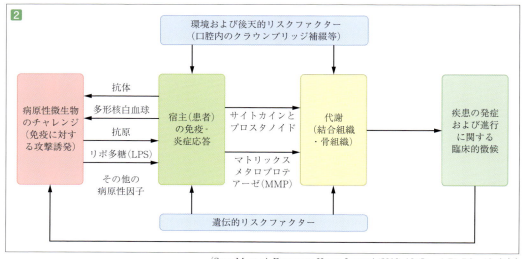

(Sanz, M. et al. European Heart Journal (2010) 12 (Suppl. B), B3～12. より)

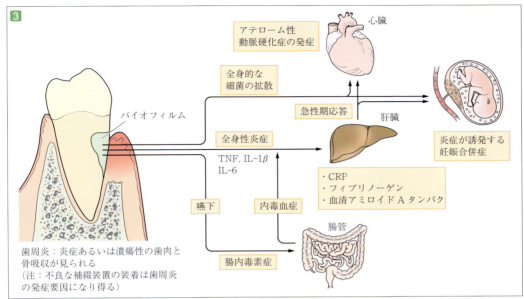

（Hajishengallis,G. Nature Reviews Immunology, 15: 30～44, 2015. より）

　実習に臨む学生は，クラウンブリッジによる補綴治療が口腔だけでなく全身の健康にも大きく関わり，影響を与える可能性があることを認識したうえで，技術（テクニック）の研鑽に努めなければならない．

Ⓑ クラウンブリッジの要件

　歯質や歯の欠損を補う人工臓器としてのクラウンブリッジは，歯・歯列の形態や顎口腔機能の回復をはかり，それを長期間維持するため，以下の要件を具備すべきである．

❶生物学的要件
　口腔内に装着するクラウンブリッジにおいては，歯や歯列に加え，口唇・舌・頰を含めた口腔内環境に調和した形態を付与することが重要である．具体的には，齲蝕や破折等による歯質欠損の程度や，歯髄の有無，歯周組織や顎口腔機能を考慮した形態とし，歯髄および歯周組織のトラブルや顎口腔機能の障害を惹起しないことが求められる．

❷機能的要件
　咀嚼，嚥下，発音等，顎口腔が果たす機能に調和した補綴装置であることが求められる．したがって，歯や歯列，歯周組織，舌，顎顔面の周囲筋や神経系，口腔粘膜等と協働して，円滑に機能を営むための機能単位の一つとなることが重要である．

❸力学的要件
　口腔内に装着されるクラウンブリッジは，機能時の力により変形，破壊されることのない構造体であることが求められる．また，保持力は支台歯との適合や支台歯形態，合着用セメントの種類に

より影響される．さらに，製作に使用する材料も大きく関与するため，十分な配慮が必要である．

❹審美的要件
　クラウンブリッジの重要な要件の一つに歯の形態の回復と色調の改善がある．また，審美の基準には性別，個性，職業等，さまざまな因子が関与する．さらに，残存歯とのバランスも十分に考慮しなければならない．

❺材料的要件
　クラウンブリッジは人工臓器として位置づけられることから，口腔内で長期間にわたり維持されることが重要である．複雑な生体システムのなかで材料として生物学的，化学的，物理的に安定していることが求められる．これらに加え，個々の患者に適した形態を付与するため，加工が容易で，操作性に優れた材料であることが望ましい．

1．クラウンブリッジの名称

　歯冠の一部あるいは全部を人工物（金属，レジン，陶材等）で被覆する装置をクラウンとよび，前歯部は外面が切縁，唇側面，舌側面，近心面，遠心面の5つ，および支台歯と接する内面で構成されている．臼歯部は，咬合面，頰側面，舌側面，近心面，遠心面と内面で構成されている．また，支台歯の形成面と未形成面の境界部をフィニッシュラインとよび，フィニッシュラインから軸面に至る形態を辺縁形態（マージン形態）という．頰舌側面形態の豊隆をカントゥアといい，特に，歯頸部の歯肉縁下から縁上に至る形態をエマージェンスプロファイルという（❹）．

　ブリッジは，1歯から数歯が欠損している場合に，隣接歯を支台として欠損部を人工歯で補う装置である．ブリッジを支台歯に連結する支台装置と欠損部を補うポンティック，それらをつなぐ連結部で構成される（❺）．

2．適合

　クラウンの辺縁における支台歯との適合は，歯周組織との関わりが最も強い部分であり，物理的に不潔域を生じやすいため，クラウン辺縁はできるだけ歯肉縁から離れた位置に設定することが望ましい．しかし，実質欠損の範囲が歯肉縁付近や歯肉縁下に及んでいる場合，および前歯部で審美

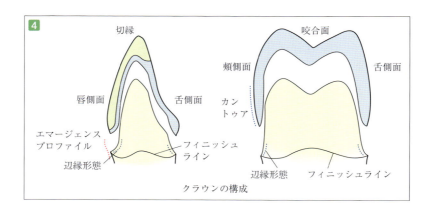

クラウンの構成

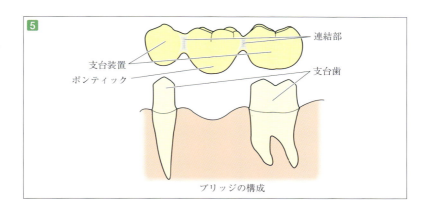
ブリッジの構成

性が求められる場合にはクラウン辺縁を歯肉縁下に設定することになる．歯周組織への影響，清掃性の観点から，クラウン辺縁を歯肉縁下に設定する場合には歯肉縁下 0.5 mm の位置を基準とする．

クラウンの辺縁は支台歯の歯面からの移行がスムーズであることが求められ，生体の許容範囲として辺縁部のセメント層は，全周にわたって $100\mu m$ 以下の適合をつねに得ることを目標とする．

3. 咬合関係

❶咬合面形態

咬合面は咬合に関係するため，個々の歯が有する解剖学的特徴に準ずる形態で製作することが求められる．適正な咬合面形態とは，上下顎の歯が正しい位置にあり安定した状態で咬合接触し，機能を営むときは顎口腔系の諸器官に損傷を与えず合理的かつ最大の咀嚼効率をあげることができる形態である．

（1）形態的基準（構成要素）

咬合面は，咬頭（咬頭頂，三角隆線），辺縁隆線，咬合縁，中心溝，中心窩および小窩裂溝から構成されている．

（2）機能的基準

適正な咬合面形態により上下顎が安定した状態で咬合接触し，下顎位または歯が保持されることが重要である．また，咀嚼の際には，歯軸方向への力を多くし，側方力を少なくすることによって歯周組織に対する傷害を避ける．

① 機能咬頭（functional cusp）と非機能咬頭（non-functional cusp）

上顎臼歯の舌側咬頭および下顎臼歯の頰側咬頭を機能咬頭という．咬頭嵌合位において，対合歯の咬合面窩や辺縁隆線部と咬合接触し，咀嚼時に最も重要な役割をもつ．

上顎臼歯の頰側咬頭および下顎臼歯の舌側咬頭は非機能咬頭という．咬頭嵌合位において対合歯の機能咬頭を被蓋することで，頰粘膜や舌を保護し，食物を咬合面に保持するのに役立つ．

② 遁路（spill way）

食物の排出路となる咬合面間の隙間を遁路という．遁路は食物を逃がすことで，咀嚼時に過度の咀嚼圧が加わるのを防ぐ役割もしている．

❷下顎運動時の咬合接触

（1）咬頭嵌合位（intercuspal position）の咬合接触

咬頭嵌合位とは，上下顎の歯列が最も多くの部位で接触し，安定した状態にあるときの下顎位である．

① 1歯対2歯（咬頭対辺縁隆線 cusp to ridge）（6）

臼歯の機能咬頭が，対合する2歯の小窩および辺縁隆線と嵌合する．天然歯列で最も多くみられる．

② 1歯対1歯（咬頭対窩 cusp to fossa）

臼歯の機能咬頭が，対合する同名歯咬合面の小窩と嵌合する．

（2）前方滑走運動時の咬合接触

① 前歯部のみ接触（有歯顎者の多数）
② 前歯部，臼歯部同時接触
③ 臼歯部のみ接触

（3）側方滑走運動時の咬合接触（7）

① 犬歯誘導咬合（cuspid protected occlusion）

下顎の側方運動時に作業側犬歯で下顎を誘導する咬合様式をいう．作業側および非作業側のすべての臼歯が離開することから，臼歯離開咬合（disocclusion）ともよばれる．

② グループファンクション（group function）

側方運動時に作業側の複数の歯が接触し，非作業側では咬合接触のない咬合様式をいう．

③ バランスドオクルージョン（balanced occlusion）

側方運動時に，作業側の歯だけでなく，前歯も含めた非作業側の歯も円滑に接触滑走している咬合様式をいう．

❸咬合調整

クラウンブリッジに付与する咬合の高さは，30μm以下の精度で実現することが望ましい．咬合が100μm高くなると咬合接触状態が変化する危険性が増し，200μmを超えると咬合性外傷を引き起こすようになる（8）．作業用模型上で製作されたクラウンブリッジの咬合は，通常200〜

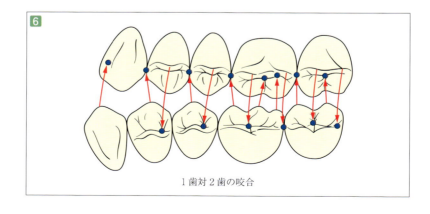

1歯対2歯の咬合

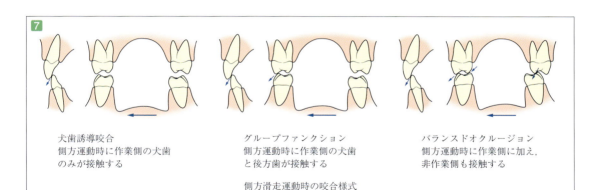

犬歯誘導咬合
側方運動時に作業側の犬歯のみが接触する

グループファンクション
側方運動時に作業側の犬歯と後方歯が接触する

バランスドオクルージョン
側方運動時に作業側に加え,非作業側も接触する

側方滑走運動時の咬合様式

大臼歯		小臼歯
歯周脈波の振幅の増加		
咬頭嵌合位の水平的変化 咬合痛	200μm 外傷領域	咬頭嵌合位の水平的変化 歯髄の感覚閾値の上昇
咬合接触状態の変化 歯周脈波の減少		咬合痛,冷水痛,違和感
		咬合接触状態の変化
歯髄の感覚閾値の低下	100μm	歯髄の感覚閾値の低下,上昇
顎機能障害発現の可能性	適応可能領域	顎機能障害発現の可能性
歯根膜の感覚閾値	30μm	歯根膜の感覚閾値
	10μm	
理想的咬合接触状態	安全領域	理想的咬合接触状態
咬頭嵌合位の不安定化 歯の挺出 歯根膜の廃用性萎縮	低機能領域	新たな咬合干渉の誘発 歯の挺出 歯根膜の廃用性萎縮

(田中伐平:咬頭嵌合位における補綴物の高さが顎口腔系に及ぼす影響.補綴誌,19(4):666〜692,1976.および,坂東永一:口腔内試適と装着.クラウンブリッジ補綴学,第4版,263〜270,医歯薬出版,東京,2004.を一部改変)

300μm程度高い状態にある(**9**).したがって,30μm以下の精度で咬合接触するように咬合調整しなければならない.

4. 隣接接触関係

　適正な隣接接触関係の設定には,機能的な要素として歯間離開度,形態的な要素として鼓形空隙,そして咬合関係に対する配慮がなされなければならない.これらの機能的,形態的な要素を満たしたクラウンの隣接面形態によって,歯列の隣接接触関係を保持する機能が果たされ,食片圧入の防

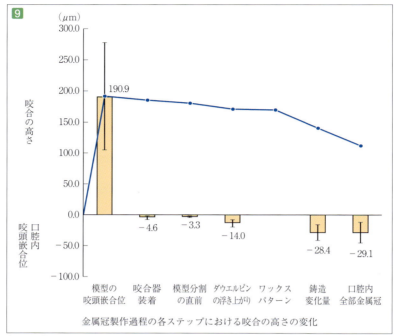

金属冠製作過程の各ステップにおける咬合の高さの変化

(松下和夫:歯冠補綴物の咬合面精度に関する研究―全部鋳造冠の作製過程が咬合の高さに及ぼす影響―. 補綴誌, 26(2):250～266, 1982.)

止, 隣接面における清浄性が得られる. ここでいう清浄性とは, 唾液, 食片および舌・頬の動きによる自浄作用, ならびにブラッシング等の積極的な口腔清掃により獲得されるものと位置づける.

　隣接面形態の設定とは, 隣接接触点の位置, 接触の形態, 接触の強度, そして鼓形空隙の形態をいかに与えるかということである. 鼓形空隙は隣接接触点, 歯冠形態, 歯間部歯肉によって構成される空隙である. 隣接接触点を中心に上下, 頬舌側に開放され, それぞれ上部, 下部, 頬側および舌側の4つの三角形の空隙に分かれている (10, 11).

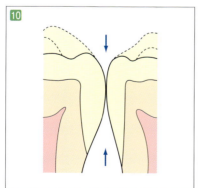
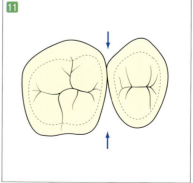

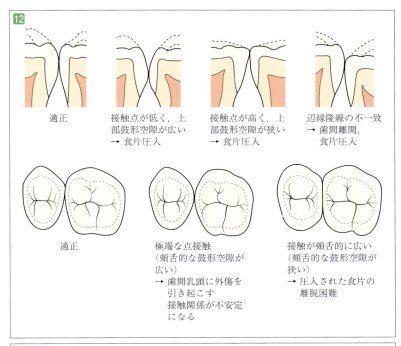

❶隣接接触にかかわる形態的要素

辺縁隆線の高さや上部鼓形空隙の形態に注意が必要である（⓬）．

❷隣接接触にかかわる機能的要素

健常歯列者の臼歯部における歯間離開度は50〜110μmである．上下顎ともに150μm以上を示す歯間には食片圧入の生じる頻度が高いことから，コンタクトゲージの使用による適切な歯間離開度の設定が重要である（⓭）．また，歯間部に対合歯の咬頭が嵌入するような咬合関係は避けなければならない．

5. 頰舌側面形態

　クラウンの頰舌側面形態の果たす役割として，歯肉への食片の直接的衝突を避け歯周組織を良好な状態に保つこと，そして食物あるいは頰・唇・舌による自浄作用を有効に働かせることがあげられる（14）．

　頰舌側面の豊隆（カントゥア）は，ノーマルカントゥア，オーバーカントゥア，アンダーカントゥアの3種類に大別される（15）．ノーマルカントゥアとは，健常天然歯にみられる頰舌側面の豊隆の位置，程度を有するものであり，それより大きいものをオーバーカントゥア，小さいものをアンダーカントゥアとよぶ．オーバーカントゥアでは清浄性が低下し，食片の流れや筋肉の動きが抑制され，アンダーカントゥアでは過度の刺激が歯肉に加わり，辺縁歯肉に発赤や腫脹等を来たすことがある．

　頰舌側面形態の設定に際しては，基本的な解剖学的形態のみならず，清浄性，食片流路，舌や頰粘膜の動きを考慮した適正な形態の付与が望まれる．

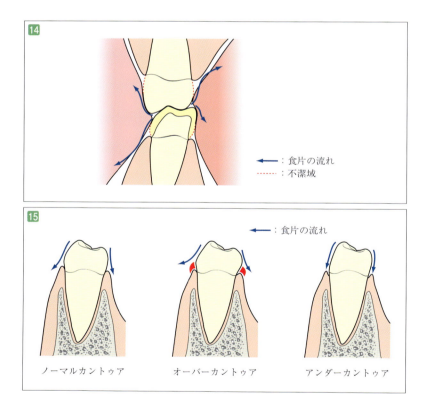

C クラウンブリッジの種類

　歯冠の一部あるいは全部を人工物で被覆する装置をクラウンという．これまでクラウンの多くは金属で製作されてきたが，審美的要求の高まりからレジンやセラミックスを応用したクラウンの需要が増している．

　ブリッジにおいてもクラウンと同様に金属をはじめ，レジンやセラミックスを使用して製作される．クラウンに比較し，力学的に不利であることから，設計においては注意が必要である．

16　クラウンは3種類に分類され，歯冠全体を覆うものを全部被覆冠，歯冠の一部を覆うものを部分被覆冠，直接歯根に保持を求めて歯冠を回復するものを継続歯とよぶ．

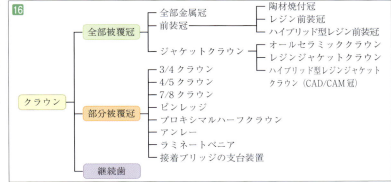

17　レジン前装冠．メタルコーピングの上にレジンを重合した装置．前装面に維持装置を付与する．

18　ハイブリット型レジン前装冠．レジン前装冠と同様であるが，切縁および咬合面もレジンで被覆できる．

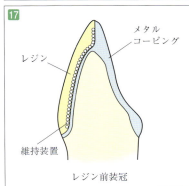
レジン前装冠

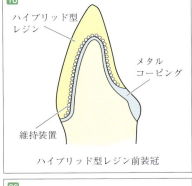
ハイブリッド型レジン前装冠

19　陶材焼付冠．メタルコーピングの上に陶材を焼き付けた装置．

20　オールセラミッククラウン．全部被覆冠の材料にセラミックスを用いた装置．ジルコニアコーピングの上に陶材を築盛（レイヤリング）した装置もある．

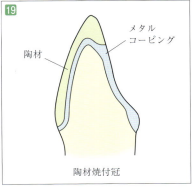
陶材焼付冠

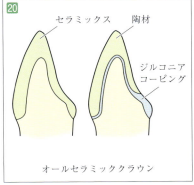
オールセラミッククラウン

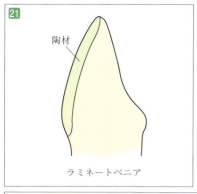
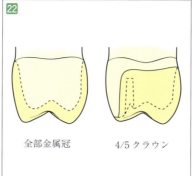

21 ラミネートベニア．陶材の薄いシェル状のベニアをレジンセメントで接着する．

22 全部金属冠の保持は軸面の平行性によって，4/5クラウンの保持は近遠心隣接面の隣接面溝によって確保される．

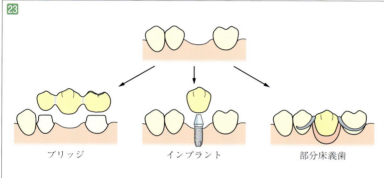

23 少数歯欠損の修復は，ブリッジまたは部分床義歯が主であったが，インプラント（人工歯根）治療の進歩により，欠損補綴の修復法としてインプラントを利用したクラウンやブリッジによる修復が可能となり，選択肢が増している．

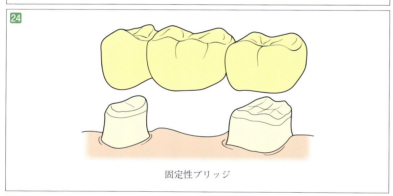

24 支台装置とポンティックが固定性に連結されたブリッジを固定性ブリッジという．

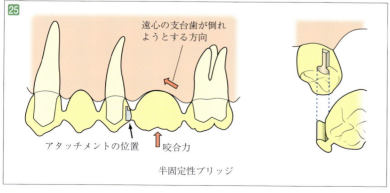

25 ポンティックの一側が支台装置と固定性に連結され，他側の支台装置とポンティックは可動性連結装置（キーアンドキーウェイ）で連結されるブリッジを半固定性ブリッジという．

26　一部または全部が可撤性となっているブリッジを可撤性ブリッジという．支台装置ごと可撤性のもの（A）と，ポンティック部のみ可撤性のもの（B）とがある．

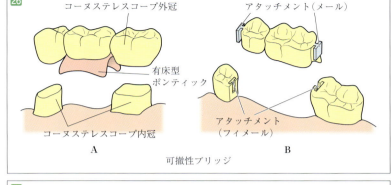

26　可撤性ブリッジ

27　1～2歯の中間欠損において支台歯歯質の削除量を最小限に抑え（エナメル質内），接着性レジンセメントで合着するブリッジを接着ブリッジという．

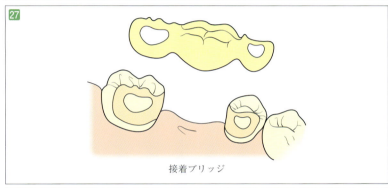

27　接着ブリッジ

28　ポンティックの基底面形態．A：離底型．粘膜から2～3mm離す．ポンティックの厚みは3mm以上必要である．B：船底型．粘膜と線あるいは点状で接触させる．C：偏側型．頰（唇）側部を接触させ，舌側に向かって開放させる．D：リッジラップ型．頰（唇）側部は線状に接触し，歯槽頂部まで幅をもって接触させる．E：鞍状型．鞍状に広く接触させる．F：有床型．床形態を付与する．G：オベイト型．凸面状の基底面が粘膜の陥凹部に入り込む形態．鞍状型と有床型は可撤性ブリッジのみに使用される．

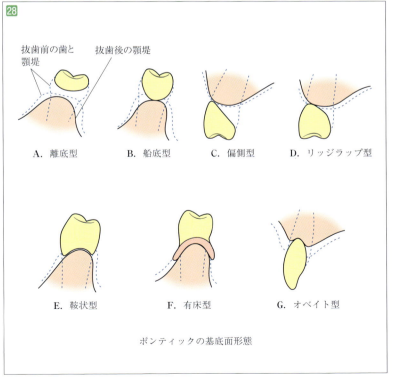

28　ポンティックの基底面形態

D クラウンブリッジの補綴治療の流れ

1. 全部金属冠（支台歯が失活歯の場合）

臨床操作	技工操作
診察，診断 概形印象採得	→ 研究用模型の製作
治療方針の提示 前処置 支台歯形成（築造窩洞形成） 精密印象採得（築造用）	→ 築造体，プロビジョナルレストレーションの製作 個人トレー，個歯トレーの製作
築造体の装着 支台歯形成 歯肉圧排 精密印象採得 顎間関係の記録 プロビジョナルレストレーションの調整と仮着	→ 作業用模型の製作 模型の咬合器装着 歯型の分割とトリミング ワックスパターン形成 埋没・鋳造 熱処理・研磨
クラウンの試適，調整，仮着 クラウンの装着 術後管理	

2. 陶材焼付冠（支台歯が生活歯の場合）

臨床操作	技工操作
診察，診断 概形印象採得	→ 研究用模型の製作
治療方針の提示 前処置 歯冠色調の選択 局所麻酔 支台歯形成 歯肉圧排 精密印象採得 顎間関係の記録 プロビジョナルレストレーションの調整と仮着	→ プロビジョナルレストレーションの製作 個人トレー，個歯トレーの製作 作業用模型の製作 模型の咬合器装着 歯型の分割とトリミング ワックスパターン形成 埋没・鋳造 メタルコーピングの前処理 陶材の築盛と焼成 形態修正 グレージングおよびステイニング 仕上げと研磨
クラウンの試適，調整，仮着 クラウンの装着 術後管理	

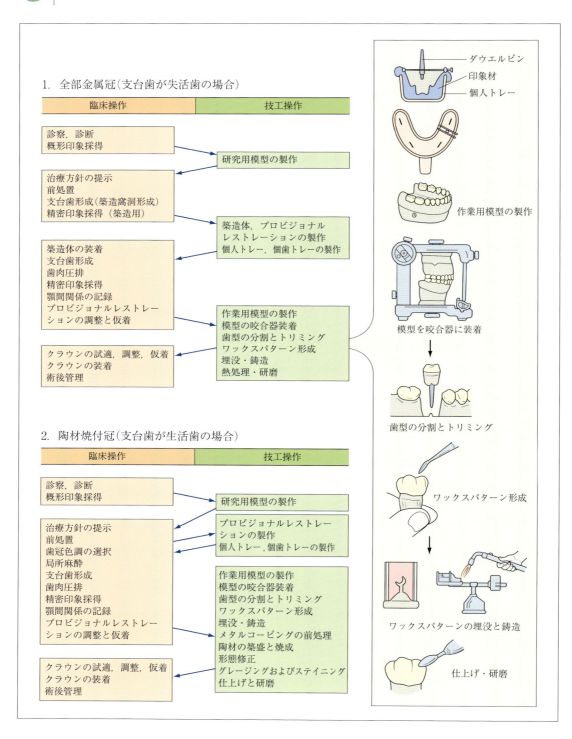

ダウエルピン
印象材
個人トレー

作業用模型の製作

模型を咬合器に装着

歯型の分割とトリミング

ワックスパターン形成

ワックスパターンの埋没と鋳造

仕上げ・研磨

3. CAD/CAM法

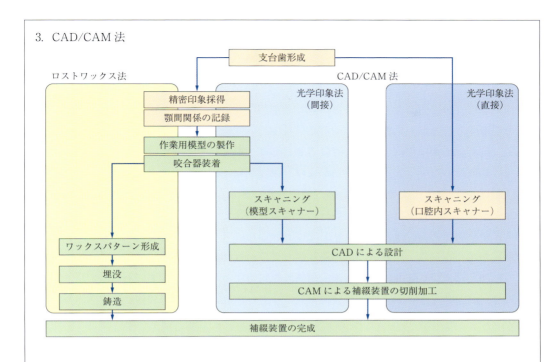

4. インプラント支台クラウン

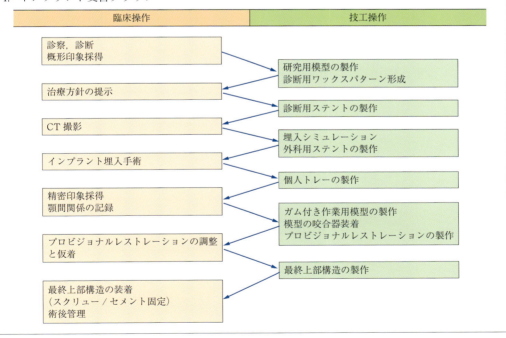

2 支台歯形成

A 支台歯形成の原則

　支台歯形成は，装着する歯冠補綴装置に適した形態になるように歯を切削する治療ステップである．歯を切削する行為は，いわば体の一部を外科的に取り除く，後戻りのできない治療である．したがって，術者は不要な切削は絶対に避けるとともに，患者にできるだけ侵襲，傷害を与えないようにしなければならない．また，支台歯形成は，歯冠補綴装置の保持力だけでなく，適合性，辺縁封鎖性，強度・剛性にも影響を及ぼすため，治療の良し悪しを決める非常に重要なステップである．

　適切な支台歯形成を行うためには，最終的な支台歯形態が細部にわたって頭の中でイメージできていることが重要である．また，ブリッジでは形成面だけでなく互いの支台歯間にアンダーカットがない形成が求められる．同時に，歯の解剖学および歯冠修復材料の理解に基づく「必要最小限の削除量の把握」および「切削に伴う歯髄，歯周組織に対する配慮」が必要である．

　特に近年，デジタルデンティストリーの発展により，歯冠補綴装置の製作法はロストワックス法（鋳造法）だけでなくCAD/CAM法も一般的となり，用いられる材料も金属，レジン，陶材のみならずハイブリッド型レジン，ジルコニア等多岐にわたるようになった．したがって，支台歯形成においては，歯冠補綴装置の製作方法およびその材料の特徴を明確に思い描き，それに合わせた形態を支台歯に付与する知識・技能が求められる．

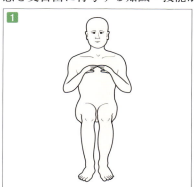
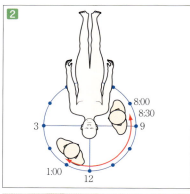
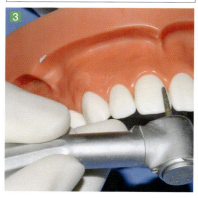
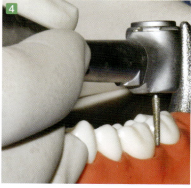

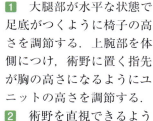
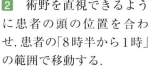

1 大腿部が水平な状態で足底がつくように椅子の高さを調節する．上腕部を体側につけ，術野に置く指先が胸の高さになるようにユニットの高さを調節する．

2 術野を直視できるように患者の頭の位置を合わせ，患者の「8時半から1時」の範囲で移動する．

3 支台歯形成時には，親指，人差し指，中指でハンドピースをしっかりと保持し，薬指を形成歯と同顎の切縁・咬合面に固定することでレストを確保する．

4 形成面上でポイントの軸がぶれないようにレストを意識し，タービンヘッドを平行移動させる．

2. 支台歯形成　17

5　頬舌的アンダーカットの確認には，近心支台歯の頬側（または舌側）から遠心支台歯の舌側（または頬側）を目視する．

6　近心支台歯の頬側面（または舌側面）および遠心支台歯の舌側面（または頬側面）でできる2つのラインが上開きならばよい．

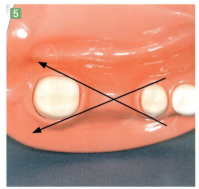
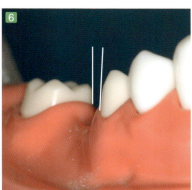

7　ミラーを用いて咬合面側からフィニッシュラインが一周すべて見えることを確認する．その角度で他の支台歯に平行移動し，同様にフィニッシュラインが見えることを確認する．

8　ブリッジ支台歯間の平行性の確認には平行測定用のミラーを用いる．

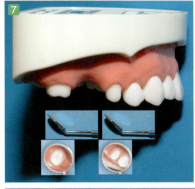
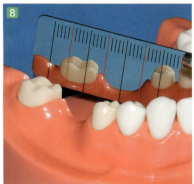

9　支台歯形成に用いる各種切削用ポイントの一例．
A～I：形成用ポイント
J～M：仕上げ用ポイント

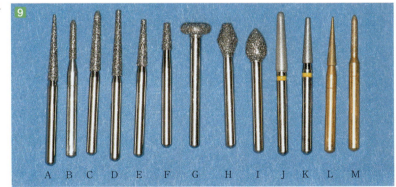

10　支台歯各部の名称．支台歯形成の際には，切縁（前歯）部・咬合面（臼歯）部，軸面部および辺縁部（歯頸部辺縁形態およびフィニッシュライン）の形態に留意する．

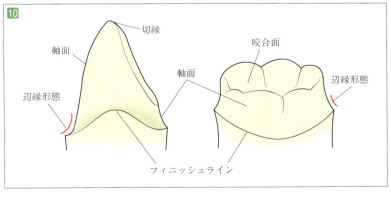

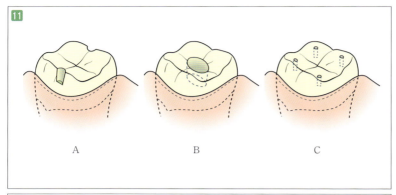

11　保持力が不足する場合には補助的保持形態を付与する．A：グルーブ（溝）は頰舌側面あるいは近遠心面に対になるよう平行に形成する．B：キャビティ（窩洞）は咬合面中央部にアンダーカットがないように形成する．C：ピンホールは咬頭頂に付与する．

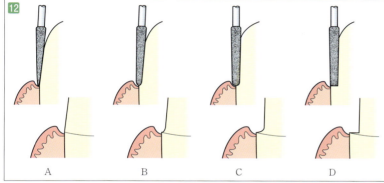

12　切削器具と辺縁形態．A：ナイフエッジ（金属冠）．B：シャンファー（金属冠，前装冠の非前装部）．C：ディープシャンファー．シャンファー幅を広くとったディープシャンファーは前装部やジャケットクラウンに多用．D：ショルダー（ジャケットクラウン）．

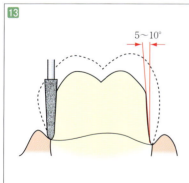
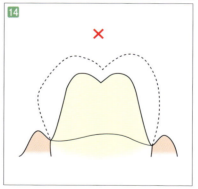

13　保持力の観点から，軸面のなす角度（テーパー）は，片側5〜10°とする．

14　保持力は，テーパーが大きくなるほど低下する．

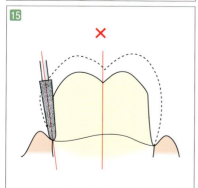
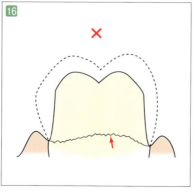

15　軸面の形成時には，切削器具の回転軸を歯冠補綴装置の着脱方向と平行にするよう意識することでアンダーカットが回避できる．

16　形成時にはタービンヘッドがぶれてフィニッシュラインが鋸歯状（矢印）にならないように，手首を固定し平行移動させる．

17 軸面（特に歯頸部付近）のテーパーを小さくすると，歯冠補綴装置の回転による離脱力に軸面が抵抗するため保持力が増す．

18 軸面のテーパーが大きいと，歯冠補綴装置が回転する力に軸面が抵抗できないため脱離しやすくなる．

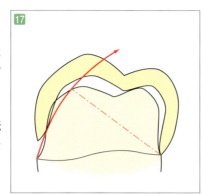
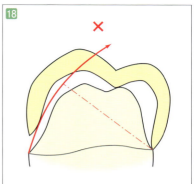

19, 20 ブリッジの支台歯形成では，個々の支台歯にアンダーカットがないことに加えて，支台歯間の平行性にも十分に注意する．特に，歯軸が傾斜した支台歯を形成する際は，ブリッジの着脱方向を考え，支台歯間にアンダーカットがないように注意する．

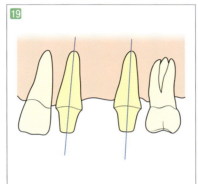
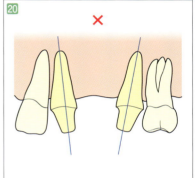

21 機能咬頭は，対向する内斜面に平行に支台歯を切削し，全部金属冠では1.5 mm，オールセラミッククラウンでは1.5～2 mmのスペースを確保する．

22 力の加わる機能咬頭は，削除量が少ないと歯冠補綴装置の厚みが確保できず，強度・剛性が不足する．

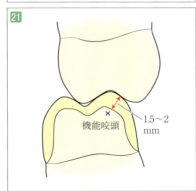
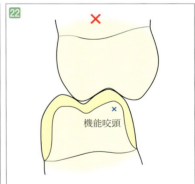

23 支台歯形成時の削除量を確認するために，形成前にシリコーンゴム印象材のパテタイプで印象採得し，支台歯の中心窩部で頰舌的に切断したコアを製作する．

24 支台歯形成時にコアを支台歯上に戻すことで，その時点の削除量を確認できる．

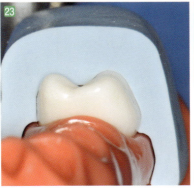
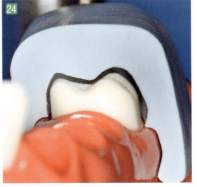

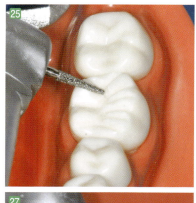 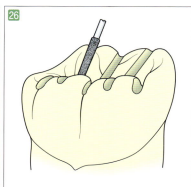

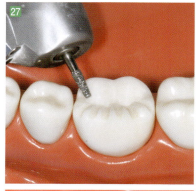 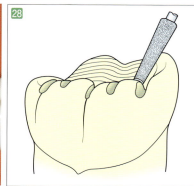

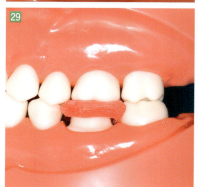 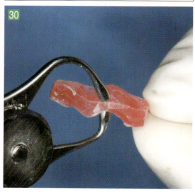

25 必要最小限の削除量とするために，咬合面の咬頭，裂溝にガイドグルーブ（溝）を形成する．

26 ガイドグルーブの深さは，必要最小限の削除量（金属冠の場合，機能咬頭で1.5mm，非機能咬頭および裂溝部で1mm）をイメージして決定する．

27 ガイドグルーブの深さを参考にグルーブ間を移行的に切削し，グルーブがなくなるようにする．

28 形成時にはガイドグルーブを参考にしながら，最終的な支台歯形態（逆屋根形態）をイメージすることが重要である．

29, 30 下顎大臼歯の内斜面における削除量は目視が難しい．そのような場合には，患者に軟化したパラフィンワックスを噛んでもらい，口腔外でワックス用メジャリングデバイスを用いてワックスの厚みを計ることにより削除量を確認する．

B 全部金属冠のための支台歯形成

　支台歯形成を適切に行うことは，その形態がクラウンの脱離を防止するのみならず，その後の印象採得，ワックスパターン形成，鋳造に直接影響し，適合精度の向上につながる．一般にハンドピースの操作技能のみが重視されがちだが，全部金属冠の理想的な支台歯形態をイメージすることや，状況に応じて適切な診療ポジションを選択することも重要である．歯質欠損が歯肉縁下に及ぶ場合には，形成時に出血させないよう十分注意する．軸面を先に形成することも可能だが，本項では咬合面を先に形成する場合の手順を示す．

31 既存の全部金属冠を除去する場合を含め,適切な歯冠形態が確保されている歯の支台歯形成を行う場合には,形成に先立ってシリコーンゴム印象材のパテタイプで印象採得し,コアを製作しておく.

32 その断面により,削除量を確認できる.

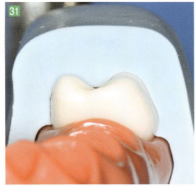
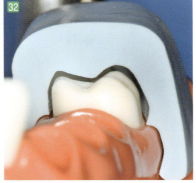

33, 34 咬合面の裂溝に沿って,最終的な削除量の目安となるガイドグルーブを形成する.使用するポイントの直径をあらかじめ知っておくことで,削除量の調節が可能となる.裂溝部の削除量不足に注意する.

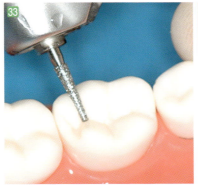
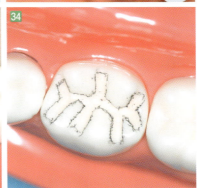

35, 36 ガイドグルーブが消えるように咬合面全体を切削する.このとき,グルーブの底部は切削しないように注意する.また,形成した面はできるだけ滑沢にする.グルーブの方向と異なる方向でポイントを用いるとよい.

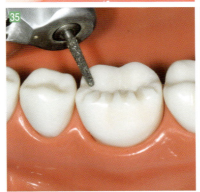
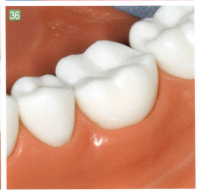

37, 38 下顎の場合,機能(頰側)咬頭外斜面の削除量が不足すると,側方運動時の咬合調整が困難となることがある.これを避けるために,頰側面の半分程度の高さを目安に切削する.この部分が二面形成の1面をなすことになる.

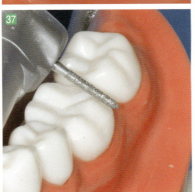
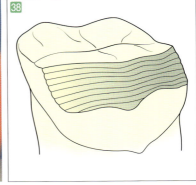

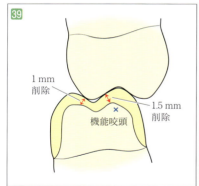
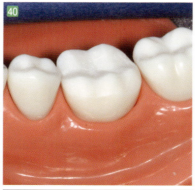

39, 40 全部金属冠の厚みは強度という面では1 mmで十分である．ただし，機能咬頭では，側方運動時の咬合調整ができるように1.5 mm程度を確保する．

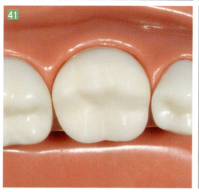
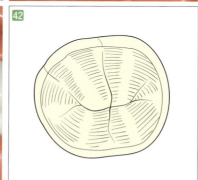

41, 42 咬合面形態の概形が保存され，各部位で適切なクリアランスが確保されている形成が理想である．辺縁隆線付近の切削にあたっては，隣接歯を傷つけないように留意する．咬合面の線角や点角はこの段階で整理しておくとよい．

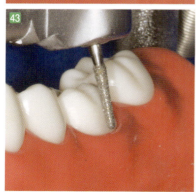
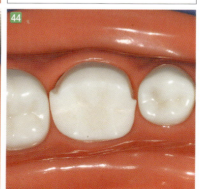

43, 44 隣接接触点を残して頬側面を形成する．辺縁形態はシャンファーとし，歯肉縁の高さとする．二面形成の歯頸部側を舌側に倒しすぎないように注意する．

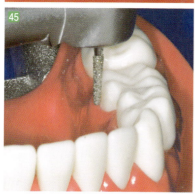
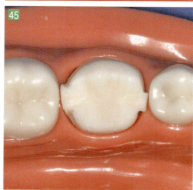

45, 46 頬側面と同様，歯肉縁の高さまで舌側の軸面を形成する．その際，近遠心の隅角が尖った形態になりやすいので注意をする．また，頬側の歯頸部側軸面との角度をつねに意識して，適切なテーパーを付与する．

47，48 ナイフエッジ形成用のダイヤモンドポイントで，隣接歯を傷つけないよう，隣接接触点部のエナメル質を一層残すつもりで形成する．齲蝕がない場合は辺縁を歯肉縁の高さにして，シャンファーかナイフエッジとする．

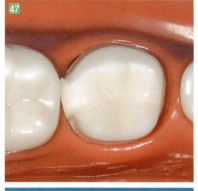 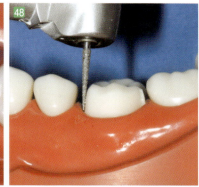

49，50 軸面全周の形成を整える．形成した軸面どうしをスムーズに移行させることが重要である．テーパーは片側5〜10°であれば許容範囲と考えてよい．隣接歯がある場合，近遠心面のテーパーが大きくなりやすい．

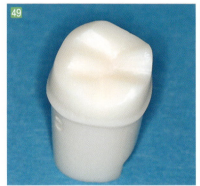 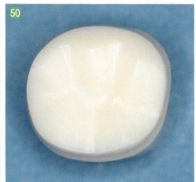

51，52 辺縁形態はシャンファーを基本とし，フィニッシュラインの位置は原則として歯肉縁上とする．ただし，審美性の付与が必要な部位では歯肉縁下0.5 mmに設定する．本症例では歯肉縁の高さとした．

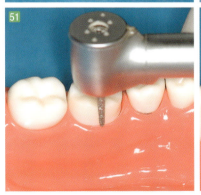 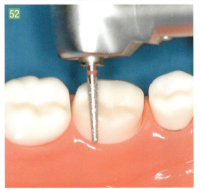

53，54 最後に仕上げ用のダイヤモンドポイントを用いて表面の仕上げを行う．最終的にこれらのポイントを用いて隅角の整理や点角，線角等，細部の形態修正を行う．

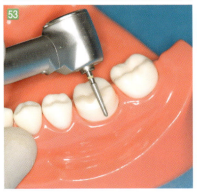 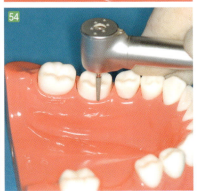

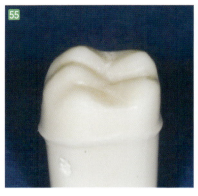 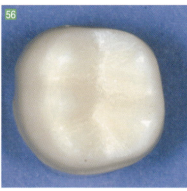

55, 56 表面がある程度滑沢で，全体として尖った線角や点角が残っていないことが，適合のよい全部金属冠を製作するために重要である．また，フィニッシュラインは連続的にし，テーパーを大きくしすぎない．

C 前装冠のための支台歯形成

　陶材焼付冠ならびにレジン前装冠が対象となるが，支台歯形成については同じである．唇頰側面では陶材，レジンの厚さを確保するために，辺縁形態はディープシャンファー（あるいはショルダー）とし，審美性を考慮して歯肉縁下 0.5 mm の位置に設定する．一方，舌側面はコーピングの厚さを確保するだけなので，シャンファーが適用される．隣接面においてはシャンファー幅が徐々に狭くなって舌側のシャンファーに移行するウイングレス形成が審美性や適合性の観点から近年では多く使用されている．

1. 前歯部

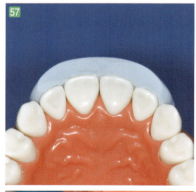 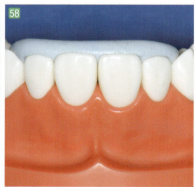

57, 58 唇側および舌側の削除量に過不足がないようにするため，シリコーンゴム印象材のパテタイプを混和して，唇側，舌側それぞれに支台歯形成のためのコアを製作する．

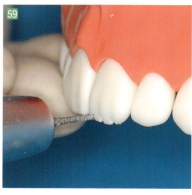 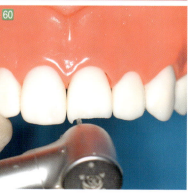

59, 60 はじめに切縁部に深さ 1.5〜2 mm のガイドグルーブを 3 か所形成した後，切縁部の切削を行う．

2. 支台歯形成　25

61　ショルダー形成用のポイントを使用して唇側二面形成のうちの切縁側半分に3か所のガイドグルーブを付与する．

62　続いて歯頸側半分にガイドグルーブを形成する．

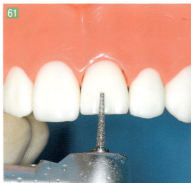
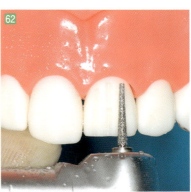

63　切縁側半分と歯頸側半分に角度差があるので，注意が必要である．

64　シャンファー形成用のポイントを使って，ガイドグルーブの跡がなくなるまで平滑に切削する．

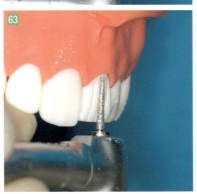
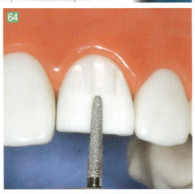

65　フィニッシュラインは歯肉縁下 0.5 mm の位置に設定するが，概形成の段階ではやや浅めに形成しておく．

66　近遠心隅角を越えた部分からは先端が尖っているナイフエッジ形成用のポイントを用いて隣接面の形成を行う．

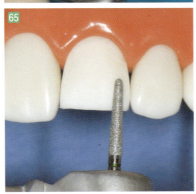
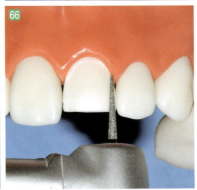

67，68　隣接歯を傷つけないように，一層のエナメル質を残した状態で形成を進めていく．隣接歯にマトリックスバンドを装着しておくと安全である．近遠心隅角まで達したら，シャンファー幅が隣接面で徐々に狭くなるように形成する．

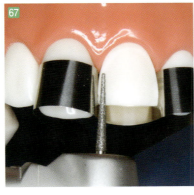
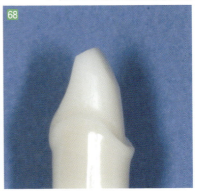

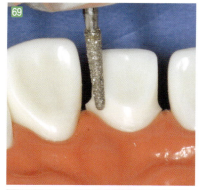 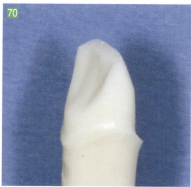

69, 70 舌側の形成では，まず舌側軸面をシャンファー形成用のポイントで形成する．フィニッシュラインは全体として移行的にスムーズになるようにする．

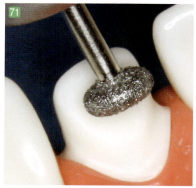 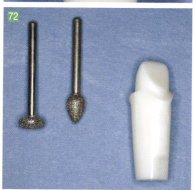

71, 72 舌側面は蕾状あるいは円盤状のダイヤモンドポイントを用いて形成する．

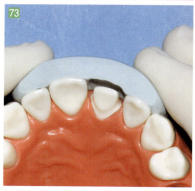 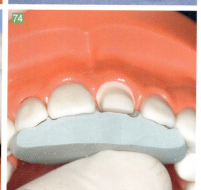

73, 74 概形成が終了した後，形成前に採得したコアを唇側および舌側からそれぞれ当ててみて，削除量が十分であることを確認する．

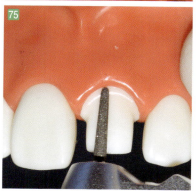 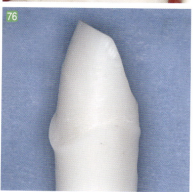

75, 76 概形成の段階でやや浅めに形成しておいた唇側の辺縁部を，所定の歯肉縁下 0.5 mm の位置まで形成する．その際，歯肉圧排を行い，歯肉縁の損傷を最小限にとどめるように配慮する．

2. 支台歯形成　27

77, 78　概形成ならびに唇側歯肉縁下の形成が終了したら, 仕上げ用ダイヤモンドポイント等で隅角部を丸く仕上げる.

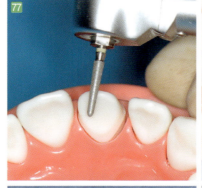
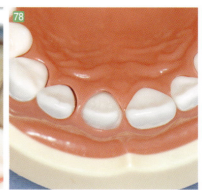

79, 80　さらに細かい仕上げ用ダイヤモンドポイント等で, 形成面を全体的に仕上げる.

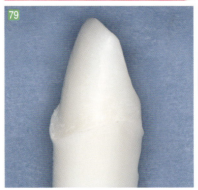
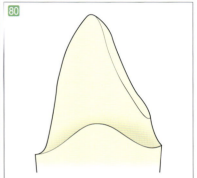

2. 小臼歯部

81, 82　削除量に過不足がないようにするため, 前歯部と同様にシリコーンゴム印象材のパテタイプを用いて, 頰側面のみのコアと, 頰側面・咬合面・舌側面全体を被覆する形成のガイド用コアを製作する.

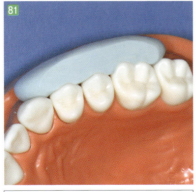
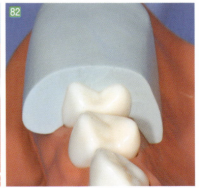

83　咬合面の削除量は, 一般に機能咬頭はおよそ1.5 mm, 非機能咬頭は1 mmとする.

84　はじめに咬合面に3か所のガイドグルーブを頰側咬頭ならびに舌側咬頭内斜面に形成する.

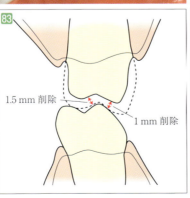
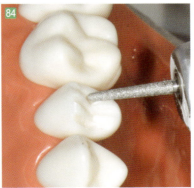

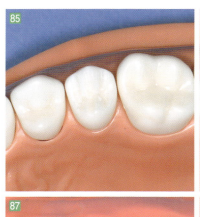
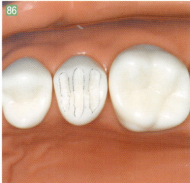

85, 86 ガイドグルーブが十分な深さに形成されていることを確認する.

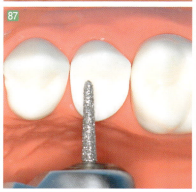
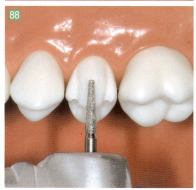

87 シャンファー形成用のポイントを使ってガイドグルーブの跡が見えなくなるまで平滑に切削する.

88 前歯部と同様に，ショルダー形成用のポイントで頬側二面形成のうちの咬頭側半分に3か所のガイドグルーブを形成する.

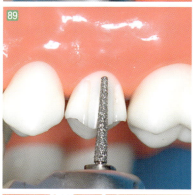
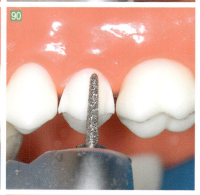

89 続いて歯頸側半分にガイドグルーブを形成する．咬頭側のグルーブと角度が異なることに注意する.

90 ガイドグルーブを参考として，頬側面の形成を進め，フィニッシュラインはこの段階では歯肉縁と等高にする.

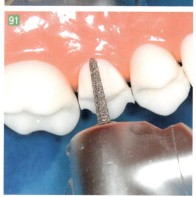
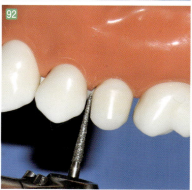

91 舌側面の形成はシャンファー形成用のポイントで行う．フィニッシュラインは歯肉縁と等高にする.

92 前歯部と同様に，頬側近遠心隅角を越えた部分からは先端が尖ったナイフエッジ形成用のポイントを用いて隣接面の形成を行う.

2. 支台歯形成　29

93．94　その際，隣接歯を傷つけないように，一層のエナメル質を残した状態で形成を進めていく．近心面と遠心面との間にアンダーカットのないことを確認する．

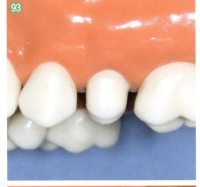
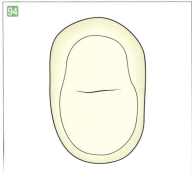

95　概形成の段階ではやや浅めに形成しておいた頰側の辺縁部を，所定の歯肉縁下0.5 mmの位置まで形成する．

96　形成前に採得したコアを頰側から当てて，削除量を確認する．

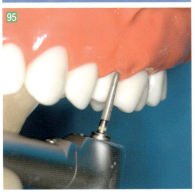
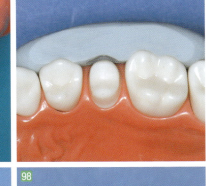

97〜100　支台歯を咬合面側から，また頰舌的にも観察し，装着方向から見てアンダーカットのないことを確認する．つぎにカーボランダムポイントや砥粒の細かい仕上げ用ダイヤモンドポイント等を用いて，形成を全体的に仕上げる．形成の完了した支台歯は頰側面が軽い二面形成，舌側面が強い二面形成を示し，全体として過不足なく形成されている．

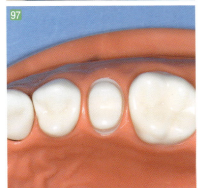
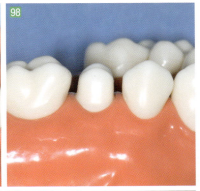
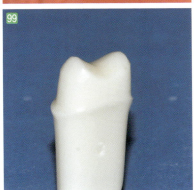
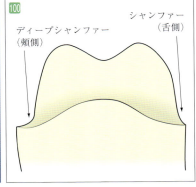

D ジャケットクラウンのための支台歯形成

　ジャケットクラウンは審美性に優れた補綴装置であり，メタルフリーを達成できることから，金属アレルギー患者の修復方法として第一選択とされることもある．かつては全周ショルダー形成を基本としたポーセレンジャケットクラウンであったが，CAD/CAM加工のジルコニアコーピングを用いたシステムやキャスタブルセラミックスを用いたシステム等さまざまなシステムが開発されている．すべてをジルコニアで製作した，おもに臼歯部に用いられるフルジルコニアクラウンも登場し，形成量等の概念も一新されつつある．使用するシステムにより接着技法が異なる等，知識をアップデートしておく必要がある補綴方法である．

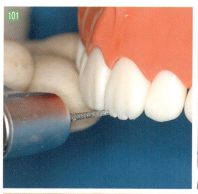
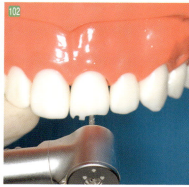

1. 前歯部

101，102　切縁の削除量は1.5～2mmとする．咬合力を受け止める部位を，形成した切縁にも求めるため，上顎では舌側，下顎では唇側へ45°傾斜させる．複数箇所のガイドグルーブをスムーズに結び均等に切削する．

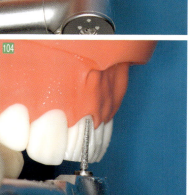

103，104　切縁側は歯冠軸を，歯頸側はクラウンの装着方向（おおむね歯軸）を意識して深さ1mm程度のガイドグルーブを形成する．

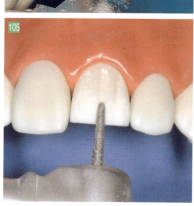
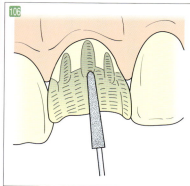

105，106　唇側面のガイドグルーブ間の歯質を移行的に切削する．慣れないうちは，面を意識しすぎて不均一に切削しやすい．切縁方向から観察して確認する．平面ではなく，曲面を意識する．

107, 108 切縁側と同様にガイドグルーブ間をスムーズに結びながら切削することで歯頸側半分を形成する．歯頸側の形成は歯肉縁上にとどめる．歯肉縁の形態を歯頸部の形成に反映させる必要があるので細心の注意をはらう．

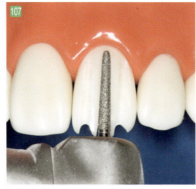 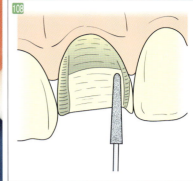

109, 110 隣接面の形成では隣接歯を傷つけないようにマトリックスバンドを用いて保護する．使用するポイントの回転方向をつねに意識し，隣接歯を損傷しないように注意する．

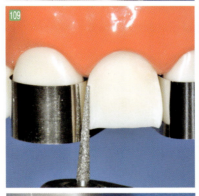 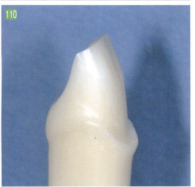

111, 112 舌側の軸面を歯肉縁上で歯軸に沿うように形成する．ポイントの軸を唇側の歯頸側に合わせるようにして，両側のテーパーがおよそ10°となるように形成する．

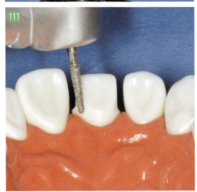 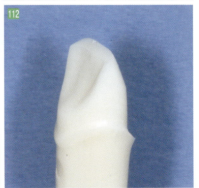

113, 114 舌側面はラウンドのダイヤモンドポイント等を用いてあらかじめガイドの凹みを形成し，1 mmの削除量を確保する．舌側面全体の切削には円盤状あるいは蕾状のポイントを用いる．削除量が多すぎると切縁部が脆弱となるので注意する．

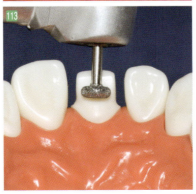 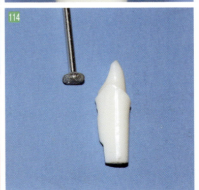

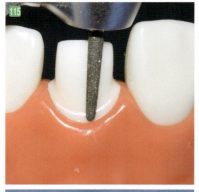 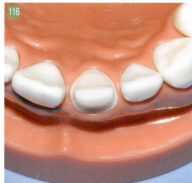

115, 116 ジャケットクラウンでは審美性を考え，フィニッシュラインは歯肉縁と等高あるいは症例によりやや縁下に置く．縁下に設定する場合，歯肉縁から0.5 mmまでの範囲に設定する．歯肉の厚みがない症例では特に注意する．

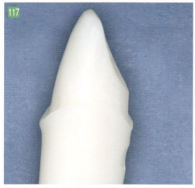 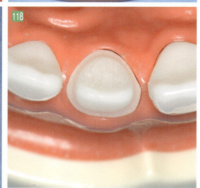

117, 118 唇側面の切縁側1/3を約10°傾斜させて三面形成に仕上げる．脆性破壊を起こす材料を用いるため，すべての隅角を丸める．これにより応力集中を避け，破折防止と適合性の向上をはかることができる．

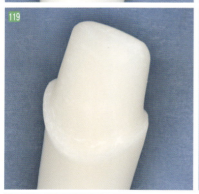 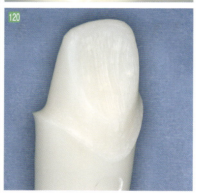

119, 120 辺縁部のディープシャンファーの部分以外の歯質に鋭利な部分がないことを確認する．また，隣接面，唇側および舌側の歯頸側軸面がおよそ10°をなしていて適切な保持を期待できることを確認する．

2. 大臼歯部

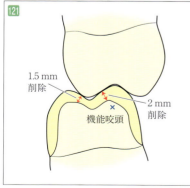 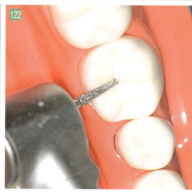

121 クリアランスは機能咬頭2 mm，非機能咬頭1.5 mmとする．使用するシステムの要件を確認しておくとよい．

122 クリアランスを目安に咬合面にガイドグルーブを形成する．ポイントの直径を把握しておく．

123 特に形成量不足に陥りやすい裂溝部のガイドグルーブを最初に付与する．

124 ガイドグルーブ間をなめらかに結び切削することで咬合面の形成を行う．隣接歯に近い部位では対象歯以外を傷つけないよう注意する．

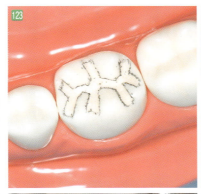
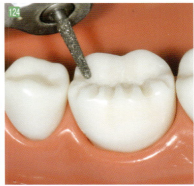

125, 126 機能咬頭の外斜面は咬合圧の伝播による破折防止のために二面形成にする．すなわち，軸面から咬頭頂に向かう斜面を形成する．

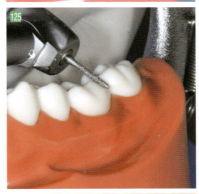
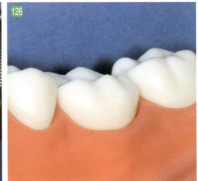

127 咬合面の形成が終了．

128 ポイントの軸を歯軸に合わせて頰側面の形成を行い，約1mm幅のディープシャンファーを確保する．つねにポイントの回転方向を意識し，頰粘膜や隣接歯を損傷しないように注意する．フィニッシュラインは歯肉縁上にとどめる．

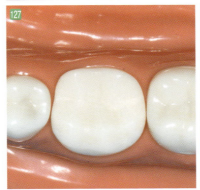
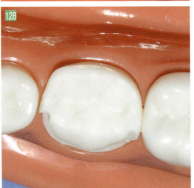

129 頰側面の形成と同様に舌側面の形成を行う．近遠心の隣接面形成時の削除量を小さくできるように形を整える．

130 隣接面の形成を行う．隣接歯の損傷に細心の注意をはらう．

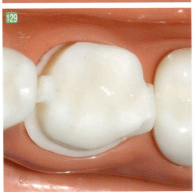
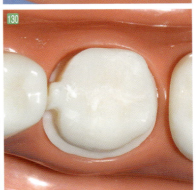

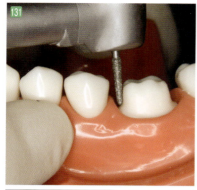 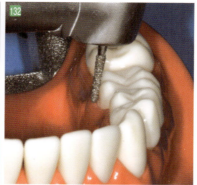

131, 132 フィニッシュラインは審美性の観点から歯肉縁と等高あるいは症例により縁下 0.5 mm 程度に設定する．そのため，歯肉の形態を十分に観察し，細心の注意をはらいながらスムーズなフィニッシュラインを形成する．

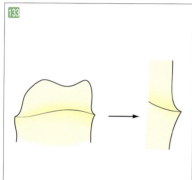 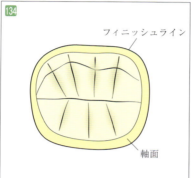

133 フィニッシュラインはなめらかに仕上げる．

134 咬合面から見ると，咬合面の線とフィニッシュラインが全周にわたって幅約 1 mm のディープシャンファーで均一に形成されている．

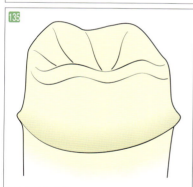 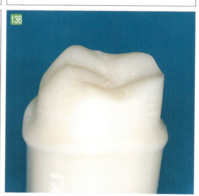

135 尖った点角，線角を丸める．舌側軸面と咬合面，近遠心の軸面と咬合面の境界部，頰側咬頭頂等の部位である．

136 点角，線角の整理前を示す．

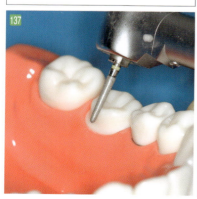 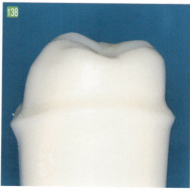

137 各形成面の境界部にある点角，線角を仕上げ用のダイヤモンドポイントでスムーズに移行的に形成する．

138 点角，線角の整理前（136）と比べ，各形成面の境界部がスムーズに移行している．

139, 140 支台歯形成を完了した咬合面観と舌側面観を示す．金属修復と異なり全周に均一な厚みでディープシャンファー（1 mm 程度）が形成されていること，形成面に鋭利な部分が存在しないことに注意する．

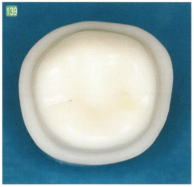 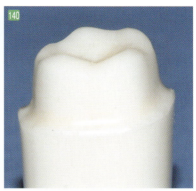

E | 4/5 クラウンのための支台歯形成

4/5 クラウンは頰側面を残し，歯質保護と審美性に配慮して考案された臼歯の補綴装置である．フィニッシュラインの距離が長くなるので二次齲蝕への配慮が求められる．大部分は生活歯でブリッジの支台装置および動揺歯の固定に用いられるが，まれに単独冠として小臼歯あるいは大臼歯の歯質欠損に用いられる．臨床では，研究用模型やエックス線写真等の術前検査から得た情報をもとに，さまざまな制約を把握したうえで設計を行い，歯髄保護に細心の注意をはらいながら施術する．

141 支台歯形成前の |5．
142 頰側咬頭および舌側咬頭の内斜面にガイドグルーブを形成する．1〜1.5 mm を目安とする．ただし，頰側咬頭頂部は審美性を考慮して少なめにする．

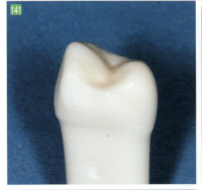 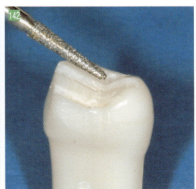

143 形成されたガイドグルーブを参考に咬合面を形成する．
144 ファンクショナルカスプベベル（機能咬頭外斜面に付与する形成面）を，上顎では舌側咬頭，下顎では頰側咬頭に付与する．

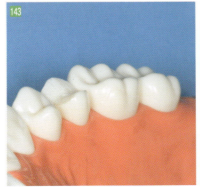 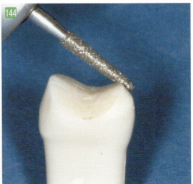

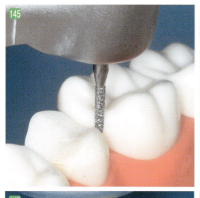 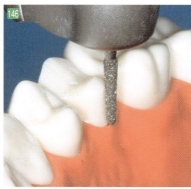

145 隣接歯に注意しながら，近遠心の隣接面を形成する．

146 歯肉縁と等高になるように近遠心および舌側の軸面を形成する．辺縁形態はシャンファーである．

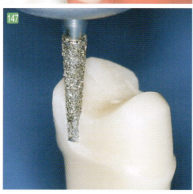 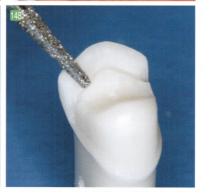

147 保持のためのグルーブを近遠心面の頰側寄りに歯軸に合わせて形成する．

148 頰側面に沿った形で近遠心的にV字型のオフセット（咬合面溝）を形成する．金属の厚さを確保して梁構造を付与するためである．

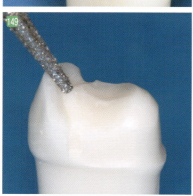 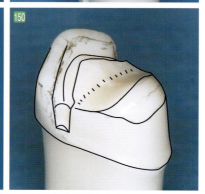

149, 150 近遠心の隣接面グルーブとオフセットを移行的に結ぶ．グルーブとオフセットを移行的につなぎ，弱い辺縁部分を厚みのある金属で囲い込み一体とすることで，金属修復物に強固な辺縁部を付与し，咬合力によって変形しにくくする．

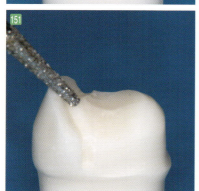 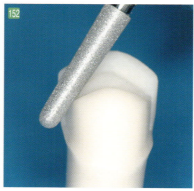

151 頰側にベベルを付与する．

152 軸面と咬合面形成部の移行部を仕上げ用のダイヤモンドポイントで丸める．ただし，近遠心の角を丸めすぎると保持力低下の原因になるので注意する．

153．154 支台歯形成を完了した⎿5．隣接面グルーブとオフセット以外は角がなく，なめらかに形成されていること，頰舌方向の力に抵抗するため隣接面グルーブは補綴装置の挿入方向と一致していることに注意する．

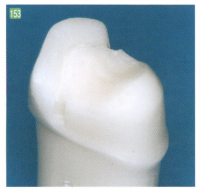
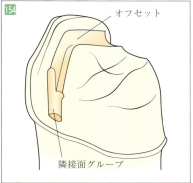

F 接着ブリッジのための支台歯形成

ブリッジ（第1章参照）のなかで，最小限の支台歯歯質の削除（ミニマルインターベンション）を実現するのが接着ブリッジである．支台歯と支台装置（リテーナー）の両接着面に適切な表面処理を行い，接着性レジンセメントを用いて強力に接着することで達成される．支台歯に強力に接着するために，支台歯形成は原則的にエナメル質内に留める．そのうえで，欠損部位や咬合関係，支台歯の骨植や平行性などを考慮して，削合範囲を決定する．

1．前歯部ブリッジ
　　③ 2 ①｣）

155 ポンティックのワックスパターンを利用して，支台歯の欠損側でメタルフレームが外観に触れないようにフィニッシュラインを設定する．

156 舌側面には咬頭嵌合位での接触部位を印記する．

157 切縁側のフィニッシュラインは咬頭嵌合位で印記した接触部位より1mm切縁寄りに設定し，対合歯との接触部位はリテーナー内に含める．

158 支台歯形成はダイヤモンドポイントを用いて軸面から行う．辺縁形態はシャンファーとする．

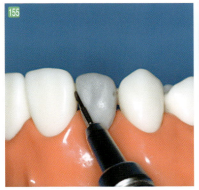
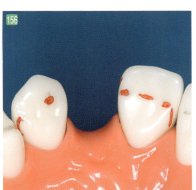
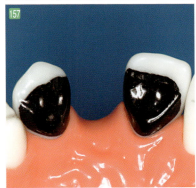
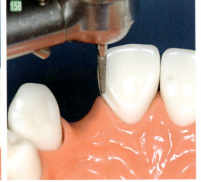

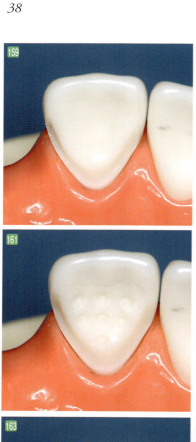
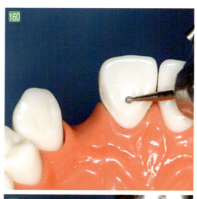
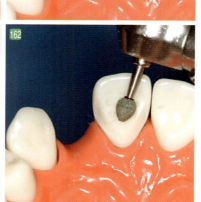
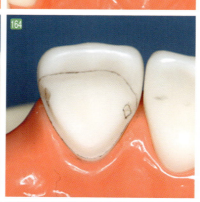
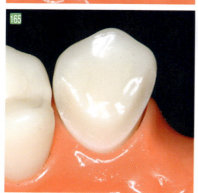
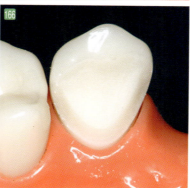

159 軸面の形成を終えた状態．歯頸側のフィニッシュラインは歯肉縁上とする．

160 舌側面においては，必要かつ十分な削除量とするために，削除量の目安となるように球状のダイヤモンドポイントを用いて数か所に凹みを形成する．

161 凹みの深さはエナメル質の厚さの半分程度とするが，必要にして十分な切削を行う．蕾状のダイヤモンドポイントを用いて凹みをつなぐように舌側面を切削する．

162 続いて，蕾状のカーボランダムポイントでなめらかな曲面に仕上げる．

163 切縁側のフィニッシュラインも，シャンファーを形成する要領で明瞭に仕上げて削除量を確保し，近遠心部で軸面の形成面に移行させる．

164 軸面形成部の隣接面に，ダイヤモンドポイントを用いて歯軸と平行にグルーブを明瞭に形成する．

165 3| においても同様に形成範囲を設定したうえで，まず軸面を形成する．

166 続いて舌側面では，削除量の目安とする凹みを形成した後に切削し，なめらかに仕上げる．切縁側のフィニッシュラインも明瞭に付与し，近遠心部で軸面の形成面に移行させる．

2. 支台歯形成

167 3|軸面の近遠心面にもグルーブを形成する．1|に形成したグルーブと平行性を保つように，明瞭に形成する．

168 それ以外の鋭利な部分には丸みを与え，フィニッシュラインをできるだけ連続的な曲線に仕上げて，形成完了とする．

2. 臼歯部ブリッジ（D字型）（⑦6⑤|）

169 ポンティックのワックスパターンを準備しておき，支台歯の削合範囲を決定する指標とする．

170 メタルフレームが外観に触れることは前歯部に比べて少ないが，可及的に健全歯質の保全を目指す．

171 臼歯部では，中心溝と軸面をつなぎ舌側咬頭を取り囲む「D字」型のリテーナーデザインとする．非欠損側隣接面は齲蝕等がないかぎり歯質を保全する．

172 欠損側から舌側にかけて軸面の形成を行う．歯頸部の辺縁形態はシャンファーとする．

173 5|軸面の形成は，欠損側では隣接面の接触点を頰側へ越える位置まで，非欠損側では中心溝に達しない位置までとする．

174 中心溝の部分では1mmを超えるリテーナーの厚さを確保するために，深さのガイドとする凹みを形成する．

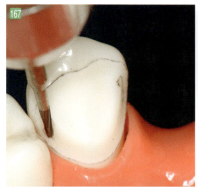
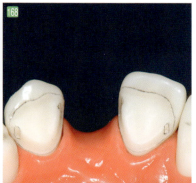
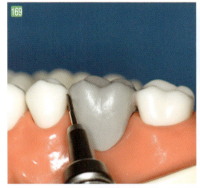
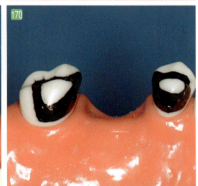
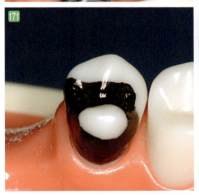
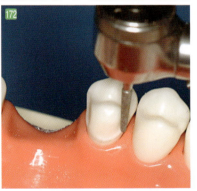
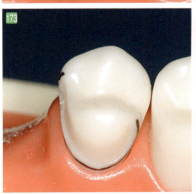
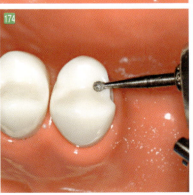

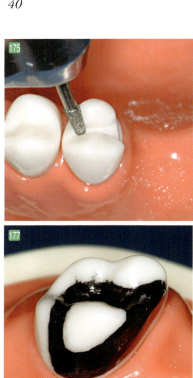
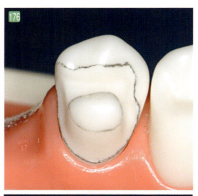

175 先端が平らなダイヤモンドポイントを用いて，ガイドとなる凹みをつないで中心溝を広げるように咬合面を形成する．

176 軸面の形成面になめらかに移行させる．舌側咬頭は保存されるので，咬頭嵌合位での接触関係を維持できることが多い．

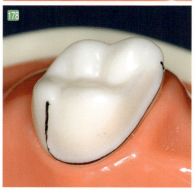

177 7̲ についても 5̲ と同様に切削範囲を設定する．近心舌側咬頭を取り囲む「D字」型の設計となる．

178 軸面は，舌側の2つの咬頭の間から欠損側隣接面にかけて形成する．5̲ 欠損側軸面との平行性を確保し，隣接面の接触点を頰側へ越える位置までとする．

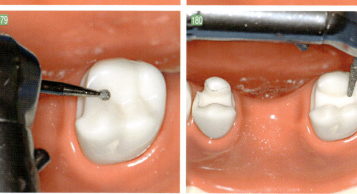

179 中心溝の部分では1mmを超えるリテーナーの厚さを確保するために，欠損側から遠心小窩付近まで，深さのガイドとする凹みを形成する．

180 先端が平らなダイヤモンドポイントで，ガイドとする凹みをつないで咬合面を形成する．

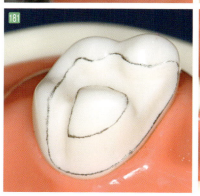
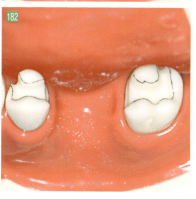

181 遠心小窩から舌側の2つの咬頭間を抜けて舌側軸面の形成面につなげ，なめらかに移行させる．

182 欠損側軸面の平行性を確認する．鋭利な部分には丸みを与え，フィニッシュラインを連続的な曲線に仕上げて，形成完了とする．

3. 臼歯部ブリッジ
   (L字型)(⑦6⑤|)

183 臼歯部では「L字」型のリテーナーもある．欠損側辺縁隆線から舌側咬頭を1/2程度被覆する．

184 軸面の欠損側および非欠損側の端部に歯軸方向にグルーブを形成し，リテーナーの維持をはかる．

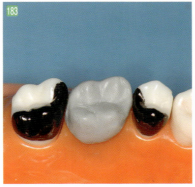
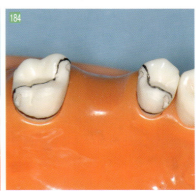

コラム1

下顎大臼歯部における接着ブリッジリテーナーのL字型デザイン

　接着ブリッジは支台歯形成の一般原則を守り禁忌症を避けて応用するかぎり，歯質削除量を抑えてメタルフレームの露出を軽減でき，きわめて有効な補綴装置である．ここでは下顎大臼歯リテーナーのL字型デザインと臨床例を紹介する．

　正常な対合関係を営む下顎大臼歯では，舌側咬頭が非機能咬頭となるため舌側の形成範囲を咬頭頂近くまで広げることができる．そのため，接着面を広げやすいことと，舌側面の最大豊隆部が咬合面寄りに存在するためリテーナーの厚みが得られやすく，上顎大臼歯に比べてL字型デザインを応用しやすい．また，舌側面から非欠損側隣接面（ここでは遠心隣接面）の隅角を越え，近遠心隣接面辺縁隆線のエナメル質に咬合面レストを設けることで，垂直的咬合力の支持ならびに水平的な抵抗形態を与えられるだけでなく，適合状態の確認も容易となる．

　デザインの進歩，改変とともに，近遠心隣接面部にグルーブの付与が推奨されているが，形成面が複雑になるほどリテーナーの適合状態に問題を生じる可能性があり，グルーブの深さによっては象牙質の露出を招く危険性もある．

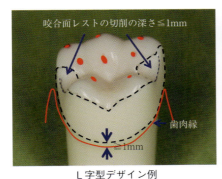

L字型デザイン例
●：咬合接触を生じ得る歯面

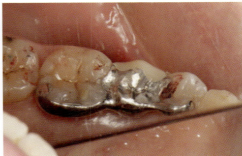

臨床例

3 支台築造

A 鋳造支台築造

　歯冠部の歯質欠損や歯内療法処置等により，歯冠部歯質の形成のみでは適切な支台歯形態が得られない場合，その不足部分を人工材料で回復することを支台築造という．

　なかでも鋳造支台築造は，歯髄腔や根管に保持を求めて支台歯形態を回復する方法で，支台歯の印象採得を行い，作業用模型を使用して製作する．鋳造支台築造用の金属には，金合金，金銀パラジウム合金，銀合金がある．

　この鋳造による支台築造法の特徴には以下の事項があげられる．

① 歯冠崩壊の著しい歯でも鋳造支台築造後，全部被覆冠を装着できる．
② 脆弱な残存歯質を保護することができる．
③ 支台歯形態の改善により，クラウンの保持力が増大する．
④ 支台歯形態の単純化により，クラウンの適合性を高めることができる．
⑤ 歯冠軸の改善ができ，ブリッジの支台装置の着脱方向を調整できる．
⑥ クラウン再製作時の処置を簡便化できる．
⑦ クラウンの厚さを均等化できる．

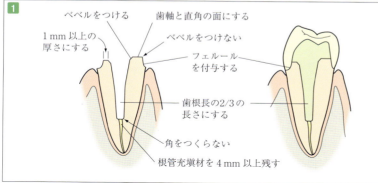

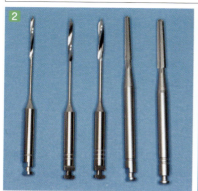

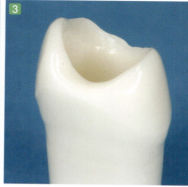

1 鋳造支台築造の窩洞形成の原則を示す．形成は歯冠部軸面の形成（フェルールの付与）後，歯根部のポスト孔形成を行う．健全歯質はできるかぎり残すことを原則とするが，鋳造支台築造なので，ポスト孔はアンダーカットのない形成が必要となる．

2 根管充塡材を除去するピーソーリーマー（左から1，2，3号）と，ポスト孔をアンダーカットなく形成するための根管バー（1，2号）．

3 形成前の鋳造支台築造用メラミン歯（4）．

3. 支台築造　43

4　鋳造支台築造の窩洞形成は，歯質の崩壊が認められていても，まず健全歯を想定した軸面形成を行い，フェルールを付与して，帯環効果を発揮させる．

5　ポスト孔形成時にアンダーカットがないよう，歯冠部歯質のアンダーカット部を削除する．

6, 7　抵抗形態を考慮し，薄い窩壁は削除して歯質の厚さが1mm以上になるようにする．この歯軸と直角の1mm厚の歯質は，鋳造支台築造体からの垂直圧を負担する．

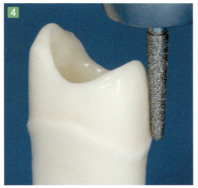
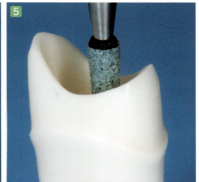
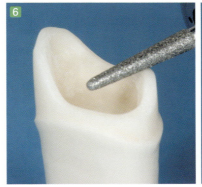
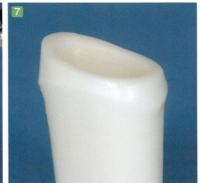

8　ポスト孔の形成にあたり，先端部に刃のないピーソーリーマーを使用して，根管充填材を除去し，根管方向を確認する．その際，ポスト孔は適切な長さまで形成する．

9　根管バーでポスト孔形成の原則に従い形成する．

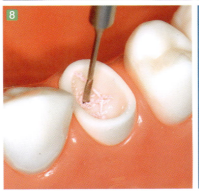
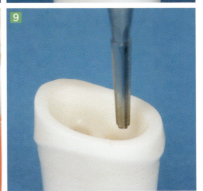

10　窩洞形成終了後を示す．ポスト孔の形態，長さが適切であること，アンダーカットがないこと等を確認する．

11　築造窩洞の印象に用いられるシリコーンゴム印象材（レギュラーボディタイプ），練和紙とスパチュラ．

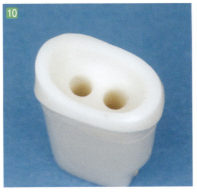
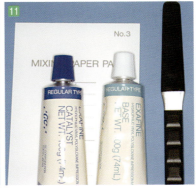

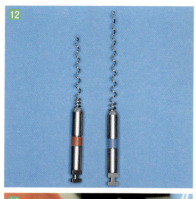
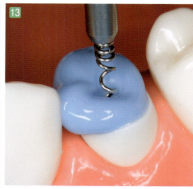

12 ポスト孔の印象に使用するスクリューバー．

13 まず少量の印象材をシリンジでポスト孔入口に盛る．その後，印象材に気泡が入らないよう，スクリューバーを使用して印象材をポスト孔に注入する．

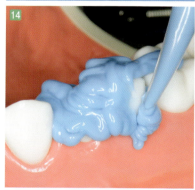
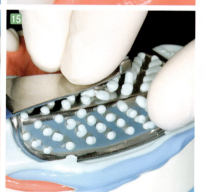

14 支台歯の周囲にも気泡が入らないよう注意深く印象材を盛る．

15 同時に混和した2種類のパテタイプの印象材をトレーに盛って支台歯に圧接する（二重同時印象法）．

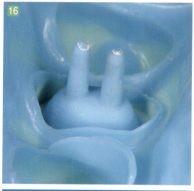
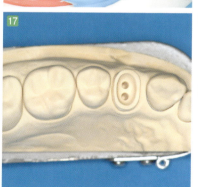

16 印象材の硬化を確認後に撤去し，築造窩洞が正確に採得されていることを確認する．

17 超硬質石膏を注入し，作業用模型を製作する．

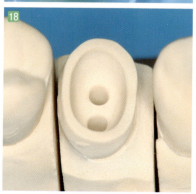
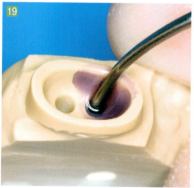

18 歯型を分割し，歯型可撤式作業用模型を製作する．

19 ポストのワックスパターンを製作するのに適したインナーワックスを使用してポスト部を形成する．

㉑ ポスト部のワックスパターンに追加して支台歯歯冠部にワックスを盛り上げる．
㉑ 補綴装置に配慮した支台歯形態を考えて，ワックスパターン形成を行う．

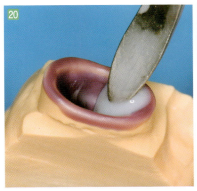 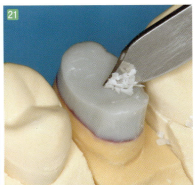

㉒ スプルーを植立し，ワックスパターンを取り出す．その際，ポストが正確にワックスにより再現されていることを確認する．
㉓ 通法に従い，埋没，鋳造を行う．

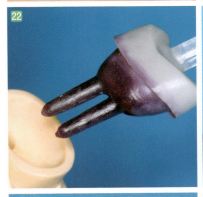 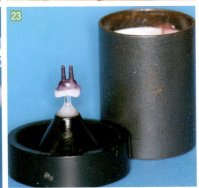

㉔ 鋳造後，ポスト部が正確に鋳造されていることを確認する．
㉕ 鋳造体が歯型に適合することを確認し，カーボランダムポイントで表面を仕上げる．

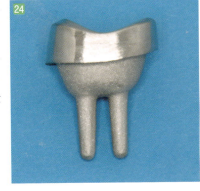 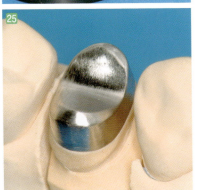

Ⓑ 分割支台築造

平行でない複数の根管を利用する場合，分割して築造体を製作するのが分割支台築造である．

分割支台築造には，最も傾斜した1本あるいは2本のポスト部をほかの本体部とは別に分割して製作し口腔内で合体させる方法と，キーアンドキーウェイを利用してキーウェイをもったポスト部とキーをもったポスト部を口腔内で合体させる方法の2種類がある．

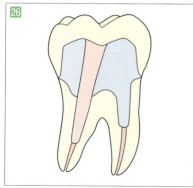
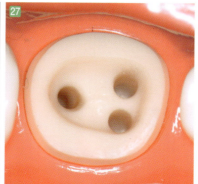

26 ⎿6の支台築造に際し，遠心根の1本のポスト部と近心根の2本のポストをもった本体部とを別々に製作する．

27 ピーソーリーマー，根管バーを使用し，ポスト孔を形成する．

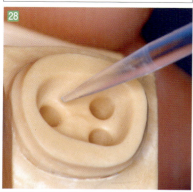
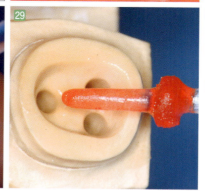

28 印象採得後，作業用模型を製作し，分割予定の遠心根のポスト部にスチロール樹脂棒を試適する．

29 試適したスチロール樹脂棒を芯として，ポスト孔の形態に合わせパターンレジンで修正を行い，分割ポスト部を完成させる．

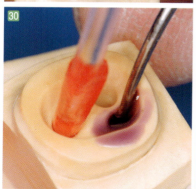
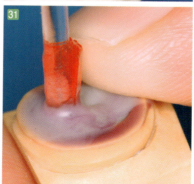

30 近心2根のポスト部分をインナーワックスを使用して仕上げる．

31 その際，分割ポストが撤去できることを確認しながら作業を進める．

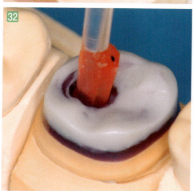
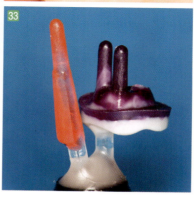

32 歯冠部分の形態を整え完成する．

33 パターンは分割ポスト部とそれ以外のポスト部を別々に円錐台に植立する．

34 通法に従い鋳造する．
35 歯型に戻して適合を確認し，分割支台築造体が完成する．

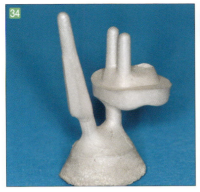
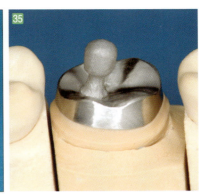

C レジン支台築造

　レジン支台築造の利点は，その弾性係数が象牙質に近く歯質との間に応力が発生しにくいため歯根破折を起こしにくいこと，歯質（象牙質）との接着性に優れていること，症例によっては直接法で築造できること等である．一方，欠点は，歯冠部歯質がほとんどない症例では耐破折強度が十分でないこと，直接法では滲出液におかされやすいこと等である．特に重要なのは，築造体の保持の多くを歯質との接着に依存しているため，歯面処理における各種の操作を手抜きせず正確に行うことである．

1. ファイバーポストを利用する方法（直接法，1）

36．37 ドリルは必ず各ファイバーポスト専用のものを使う．この例では，適切な太さのポストを選択し，上端部がコア中心部にくるように長さを調整する．

38 直接法のレジン支台築造では，築盛時にレジンが流れ出ないようにマトリックスを使う．径の合ったものを選び，歯頸部を合わせる．

39 根管清掃用ブラシに水で溶いたアルミナの粉末（直径 $25\mu m$）をつけてポスト孔内の歯面を清掃する．

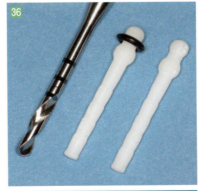
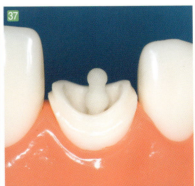
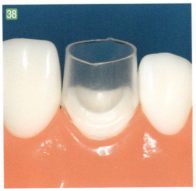
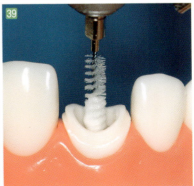

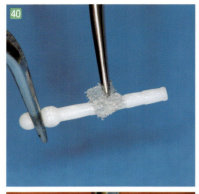
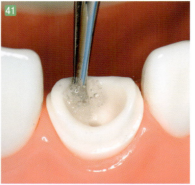

40 ファイバーポストの表面をシラン処理して，合着材として使用するコア用レジンとの接着に備える．

41 プライマーをつけたスポンジでポスト孔内の歯面を決められた時間だけ処理した後，エアブローして乾燥する．

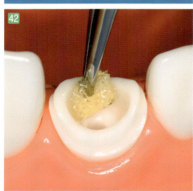
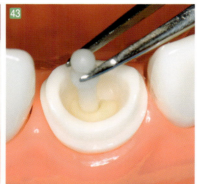

42 ボンディング材をポスト孔内の歯面に塗布し，軽くエアブローして乾燥した後，光照射する．

43 ポスト孔にコア用レジンを注入した後，ポストを挿入し，光照射してポストを固定する．レジンはデュアルキュアタイプがよい．

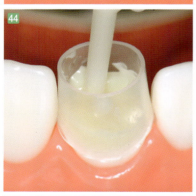
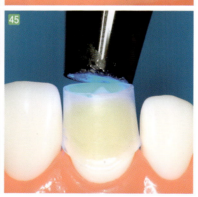

44 マトリックスを支台歯に適合させ，コア用レジンを気泡が入らないよう注意深く注入する．ここではオートミックスのレジンを使っている．

45 光重合器の先端をできるだけレジンに近接させ，十分な深さまで重合させる．

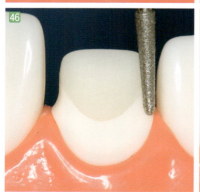
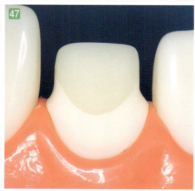

46，47 隣接歯を傷つけないように注意して支台歯形成する．ここでは上部構造として前装冠を想定しているため，辺縁形態はディープシャンファーである．

2. ファイバーポストを利用する方法（間接法，4）

48 印象材の補強のため，適切な長さのモールを選択して，ポスト孔に試適する．

49 印象材をポスト孔に注入した後，モールをポスト孔内に確実に挿入する．

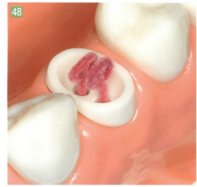
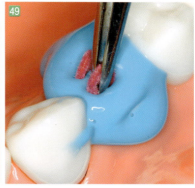

50 ここでの印象法は，寒天-アルジネート連合印象法である．寒天印象材の上から冷水で練和したアルジネート印象材を重ねる．

51 ポスト孔の印象を確実に採得し，ただちに超硬質石膏を注入する．

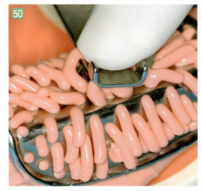
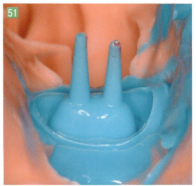

52 模型上でレジンを築盛して付形する操作を簡便にするためにレジンキャップを製作する．その前準備としてワックスでコア部をおよそ付形する．

53 ワックスの上に透明な即時重合レジンを盛り上げて，レジンキャップとする．

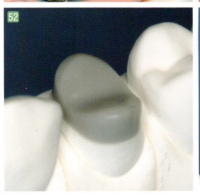
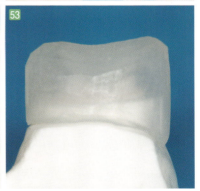

54 余剰のレジンを削除したり，厚い部分を薄くする等して形態を整え，光の透過性を均一にする．内面に分離材を塗布する．

55 それぞれのポスト孔にファイバーポストを試適し，長さを調整する．このポストでは，上端部を切断して長さを合わせる．

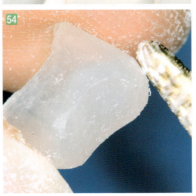
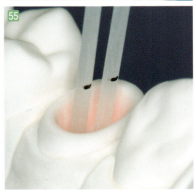

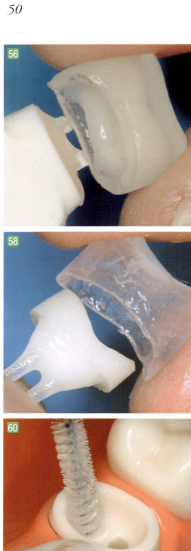
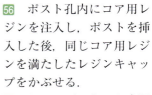
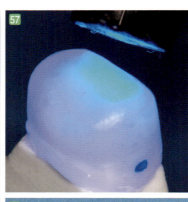
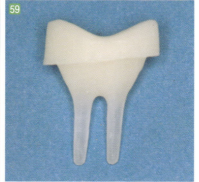

56 ポスト孔内にコア用レジンを注入し，ポストを挿入した後，同じコア用レジンを満たしたレジンキャップをかぶせる．

57 キャップの上から光照射する．つぎに別方向からも照射する．硬化するまで触れないようにする．

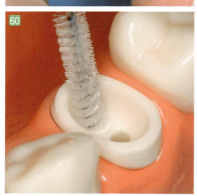
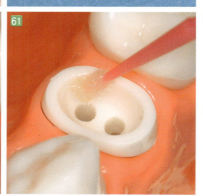

58 レジンキャップを撤去すると，築造体ごと外れてくる．キャップを築造体から分離する．

59 既製のファイバーポストを含んだレジン築造体の完成である．気泡はほとんど認められない．

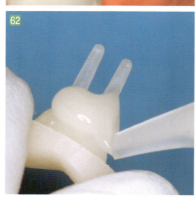
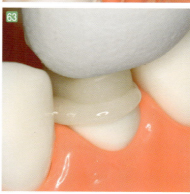

60 根管清掃用ブラシに水で溶いたアルミナの粉末（直径25μm）をつけてポスト孔内の歯面を低速で回転して清掃する．

61 すべての歯面に歯面処理材を塗布し，決められた時間後にエアブローして乾燥する．

62 同じコア材料を合着材料として用いる．築造体内面にセメントを十分に塗布する．

63 すばやく支台歯に装着し，指で圧接する．余剰のセメントを拭き取るときは，築造体本体が動かないよう十分に注意する．

64 光照射は多方向から十分に行う．硬化するまでコア部を動かさないことが重要である．

65 通法に従ってダイヤモンドポイント等を使って支台歯形成する．その日のうちにプロビジョナルクラウンを装着する．

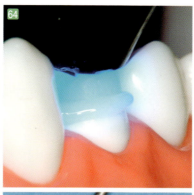
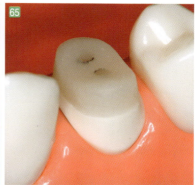

3. 既製金属ポストを利用する方法（直接法，1）

66 ピーソーリーマーと中央部にテーパーのないステンレス製のポスト．

67 適切な長さと太さのポストを支台歯に試適する．

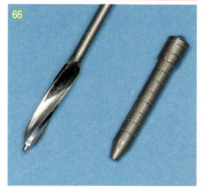
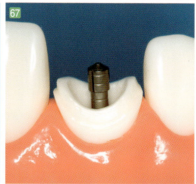

68 歯面処理，ポスト孔内へのレジンの注入，ポストの植立，マトリックスの装着，コア部へのレジンの注入を，それぞれ的確に順序よく行う．

69 光照射して硬化させた後，通法に従って支台歯形成する．

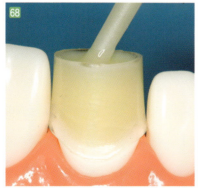
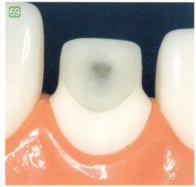

4 印象採得

　クラウンブリッジにおける印象採得では，印象材の硬化後に歯や歯列のアンダーカットを超えて印象体の撤去を行う必要があるため，撤去後に元の形態に戻り，かつ印象面の細部や寸法の再現性に優れる弾性印象材が用いられる．印象材には，操作性，硬化時間，経時的寸法安定性，経済性，また生体に対する為害作用や不快感が少ないこと等が要求される．以上の条件をおおむね満たす材料として，シリコーンゴム印象材が用いられることが多い．

　クラウンブリッジにおけるシリコーンゴム印象材を用いた精密印象採得では，単一印象法，連合印象法，二重同時印象法（ダブルミックス印象法），個歯トレー印象法等が行われている．

A 単一印象法

　精度に優れた印象採得を行うためには，印象材の厚さが可及的に均一であることが好ましく，歯列や顎堤に対して均一なスペースを有するトレーを用いることが望ましい．一般には，歯列の大きさや形に合わせた既製トレーを選択して用いることが多いが，患者の歯列や顎堤の形態に適合させた個人トレーを用いれば，印象材の厚さをより均一化することができ，理論的にはより正確な印象採得を行うことができる．個人トレーは，即時重合レジンを用いて製作される．

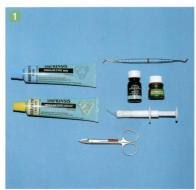
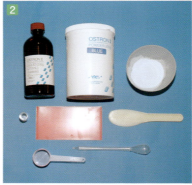

■1 印象用器材．シリコーンゴム印象材，シリンジ，平頭充填器，圧排用コード，ハサミ．

■2 個人トレー製作用器材．即時重合レジン（粉末・液），計量カップ，プラスチックボウル，プラスチックスパチュラ等．

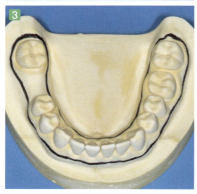
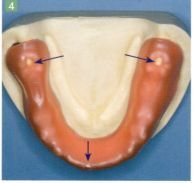

■3 研究用模型の歯頸線から約3mm歯根側の位置にトレーの外形線を記入する．

■4 印象材の厚さを一定にするために，パラフィンワックス1枚を外形線に合わせて圧接し，トレーのストッパーとしてワックスの一部を取り除く（矢印部）．

4. 印象採得

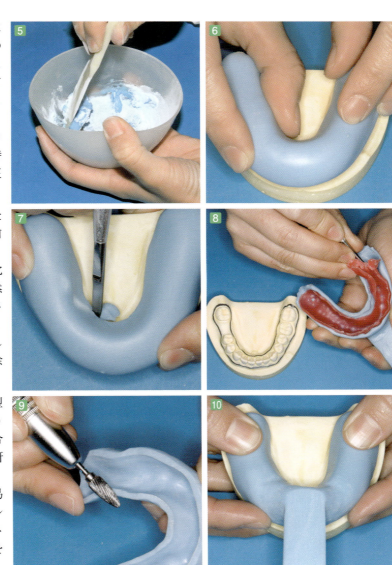

5 プラスチックボウルに計量した即時重合レジンの液と粉末を投入し，プラスチックスパチュラを用いて約30秒間で均一になるように混和する．

6 一定の厚さ（約3mm）の板状形態を付与した即時重合レジンを歯列全体に圧接する．

7 トレー外形線を越えた即時重合レジンは，硬化前に彫刻刀等で切除する．

8 即時重合レジンは硬化開始後に発熱するが，自然冷却し完全に硬化が確認されたら模型から取り外す．トレー内面と模型に付着したワックスを彫刻刀等で除去後，熱湯で流ろうする．

9 トレーの辺縁を，模型上の外形線と一致するようにカーバイドバーで削合し，鋭利な辺縁は削除，研磨する．

10 印象採得と撤去を容易にするために，即時重合レジンを柄の形に成形してトレー体部に圧接し，形態を整える．

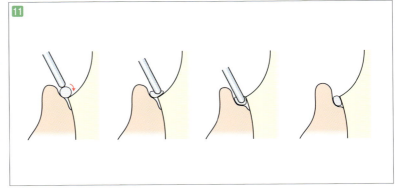

11 形成が終了した支台歯の歯肉溝内へ圧排用コードを挿入する．歯肉の状態を考慮して適切な太さのコードを選択し，支台歯のフィニッシュライン上に置いて圧排用コード挿入インスツルメントや平頭充塡器を用いて内縁上皮を外側に押し拡げながら挿入する．

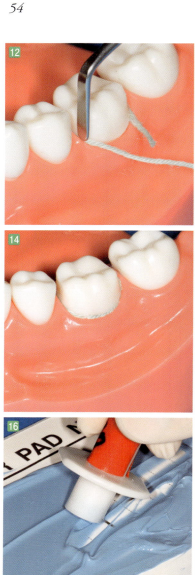
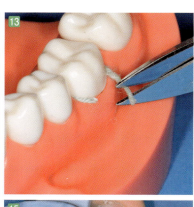
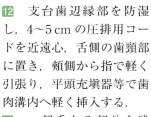

12 支台歯辺縁部を防湿し，4〜5 cm の圧排用コードを近遠心，舌側の歯頸部に置き，頰側から指で軽く引張り，平頭充塡器等で歯肉溝内へ軽く挿入する．

13 一部重なる部分を残し，余分なコードはハサミで切除する．

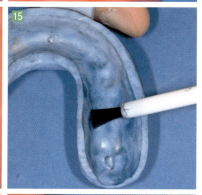

14 遠心，舌側，近心の順に平頭充塡器等を用いて圧排用コードを歯肉溝内に挿入し，5分ほど放置する．

15 個人トレーを口腔内に試適した後，内面と辺縁の外側にシリコーンゴム印象材付属の接着材を筆で塗布し，十分に乾燥させる．

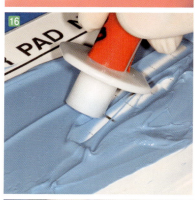
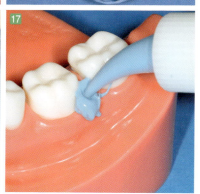

16 レギュラーボディタイプのベースとキャタリストを，気泡を除きつつ手早く金属スパチュラで練和する．

17 圧排用コードを除去し，シリンジで支台歯のフィニッシュラインとその周囲にレギュラーボディタイプを注入する．

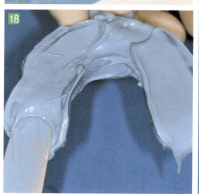
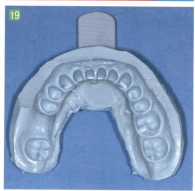

18 個人トレーに印象材を盛り，試適時に確認した位置まで確実に圧接する．硬化後，トレーを歯軸方向に一気に撤去する．

19 シリコーンゴム印象材と個人トレーを用いて単一印象法で採得した精密印象．

B 連合印象法

　連合印象法は，金属製の既製有孔トレー用いて，シリコーンゴム印象材のパテタイプで概形印象採得（一次印象）を行い，硬化後にライトボディタイプで精密印象採得（二次印象）を行う方法である．概形印象材として，硬化後の寸法変化と弾性ひずみが小さく十分な硬さをもつパテタイプを用い，精密印象材として，流動性と硬化後の弾性に優れるライトボディタイプを用いることにより，精度の優れた印象採得を行うことができる．高い印象精度を確保するためには，適度な印象圧と撤去時の残留応力の緩和が必要であり，口腔内にパラフィンワックス等を用いて歯槽部まで延長したスペーサーを設置する必要がある．

20　パテタイプのシリコーンゴム印象材がトレーから剝離するのを防ぐため，金属製の既製有孔トレーを用いる．

21　精密印象材のスペーサーとして歯頸線から約3mm歯根側の位置までパラフィンワックスを1枚圧接する．

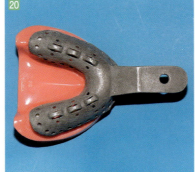
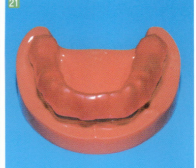

22　パテタイプのベースとキャタリストをプラスチック製のカップで計量する．

23　計量したベースとキャタリストを手指で均一に混和する．

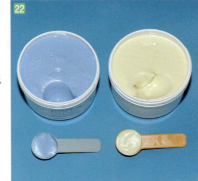
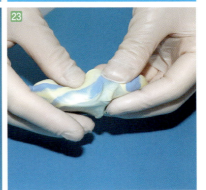

24　ロール状形態に整えたパテタイプの印象材をトレー内面に圧接し，孔から溢出させる．

25　トレーを口腔内の所定の位置に圧接し，完全に硬化する前に撤去する．歯列上のパラフィンワックス（スペーサー）が取り込まれる．

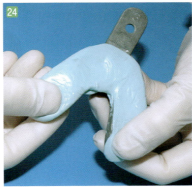
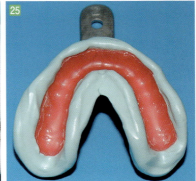

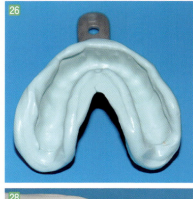
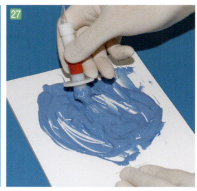
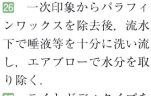
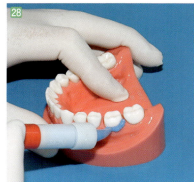
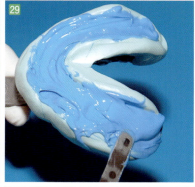
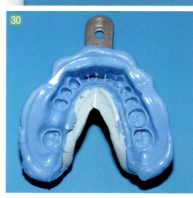
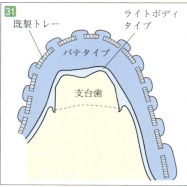

26 一次印象からパラフィンワックスを除去後,流水下で唾液等を十分に洗い流し,エアブローで水分を取り除く.
27 ライトボディタイプを練和後,シリンジの背部をやや傾けながら,すくうようにして印象材をシリンジ内に注入する.
28 圧排用コードを除去し,支台歯のフィニッシュライン周囲にライトボディタイプを注入する.
29 一次印象の表面にライトボディタイプを薄く盛り,定位置に挿入する.過度な加圧は一次印象の変形を招くので,適度な加圧で圧接することが望ましい.
30,31 シリコーンゴム印象材のパテタイプとライトボディタイプを用いて採得した連合印象法による精密印象と,その頰舌断面図を示す.図に示すようにライトボディタイプの厚さが可及的に歯槽部付近まで一定になることが望ましい.

C 二重同時印象法(ダブルミックス印象法)

　二重同時印象法は,金属製の既製有孔トレーを用い,硬化後の寸法変化と弾性ひずみが小さく,十分な硬さをもつパテタイプと,流動性と硬化後の弾性に優れるライトボディタイプのシリコーンゴム印象材を同時に練和し,積層圧接して印象採得を行う方法である.連合印象法と比較して,印象採得に要する時間が短く,印象圧接時に加わる応力はすみやかに緩和されるが,圧接のタイミングが悪いとパテタイプとライトボディタイプの境界にステップができる等の失敗を招くため,手際のよい操作が必要であり,印象の練和をはじめとしたアシスタントとの連携が重要である.

4. 印象採得　57

32　アシスタントは最初にライトボディタイプを手早く練和し，一部をシリンジに入れて術者に手渡す．

33　術者は圧排用コードを除去し，支台歯のフィニッシュライン周囲にシリンジでライトボディタイプを注入する．

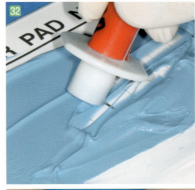
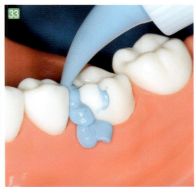

34　アシスタントは計量しておいたパテタイプのベースとキャタリストを均一に混和する．

35　アシスタントはロール状形態に整えた印象材を金属製の既製有孔トレー内面に盛り，歯列相当部に沿って連続した凹面形態を付与しながら圧接する．

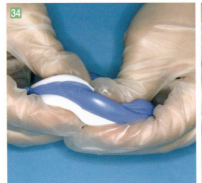
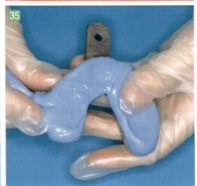

36　アシスタントはトレーのパテタイプの上に，残りのライトボディタイプをスパチュラで盛り，トレーを術者に手渡す．

37　術者は口腔内に注入してあるライトボディタイプの上からトレーを定位置にすみやかに圧接する．

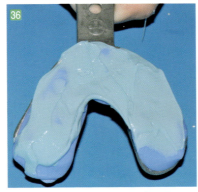
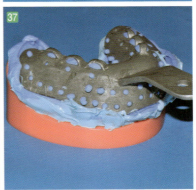

38．39　パテタイプとライトボディタイプを用いて採得した二重同時印象法による精密印象と，その頰舌断面図．図に示すようにライトボディタイプは咬合面や歯頸部付近等の細部に局在し，他の部位では薄い均一な層になる．

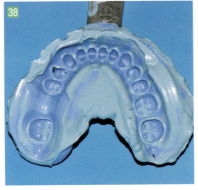
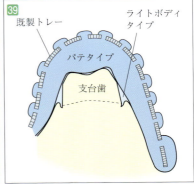

D 個歯トレー印象法

　個歯トレーは支台歯の精密印象採得に使用する1歯単位の印象用トレーである．現在は口腔内で修正が容易にできる即時重合レジンを用いたレジン個歯トレーが使用されている．個歯トレー印象法は，①印象材の厚さを均一な薄い層にすることで寸法精度を向上させる，②印象と同時に歯肉圧排が行える，③隣接歯のアンダーカットの影響を遮断する，等の利点がある．しかし，製作された個歯トレーのマージン部を口腔内で修正する場合が多く，操作が煩雑である．

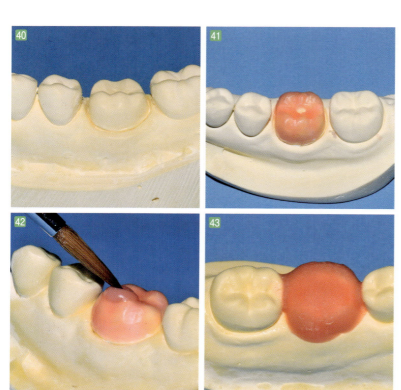

40，41　形成済みの支台歯を概形印象して模型を製作する．印象材の厚さを確保するためにワックスでスペーサーを設ける．フィニッシュライン上方0.5 mmまでをワックスで覆い，咬合面に孔を開け，これをトレーのストッパーとする．

42，43　模型にレジン分離材を塗布し，ワックスで覆われた支台歯に即時重合レジンを筆積み法で盛り上げる．レジンは，およそ0.5〜0.8 mmの厚さで盛り上げる．

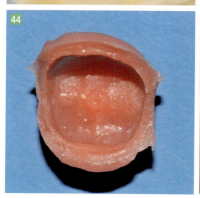 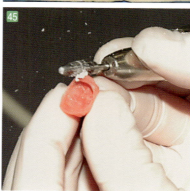

44　トレーを模型より撤去し，付着しているワックスを熱湯で流ろうする．

45　トレーのマージンからはみ出したレジンをカーバイドバー等で外側から削除し，マージンのラインと支台歯のフィニッシュラインを合わせる．

4. 印象採得　59

46　印象材との結合を確実にするための咬合面維持部としてトレーの外形とおよそ同じ大きさのレジン円板を製作する．

47　トレー咬合面にレジンを盛り，円板との接着に備える．

48　既製トレーを使用する場合は咬合面維持部がトレー内面に当たらないように，その高さに注意する．

49　印象採得時に頰舌側の確認ができるように，頰側面であることを示す小突起と円盤の切り込みを付与する．

50　製作した個歯トレーを口腔内に試適する．支台歯への適合状態，隣接歯との間隔等を確認する．

51　マージンが適合不良の場合は，支台歯にレジン分離材を塗布し，即時重合レジンを添加して修正する．

52，53　口腔内試適で個歯トレーのマージンが支台歯のフィニッシュラインよりも短い場合は，個歯トレーのマージン部に即時重合レジンを盛り，支台歯に圧接する．

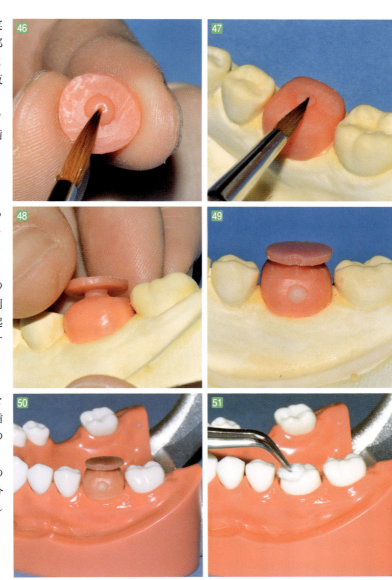
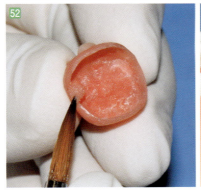
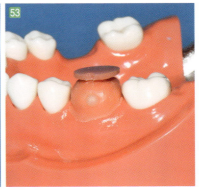

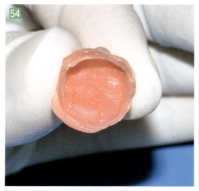 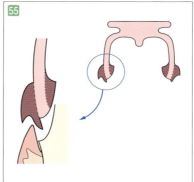

54, 55 口腔内のレジン築盛によって修正された個歯トレーを示す．トレー外側あるいは内側にはみ出したレジンを削除する．

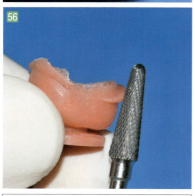 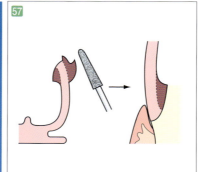

56, 57 マージン部より外側にはみ出した余剰なレジンをカーバイドバー等で削除する．マージン部の修正は，辺縁歯肉の圧迫状態を確認しながら，適切な歯肉圧排が可能な形態に仕上げる．

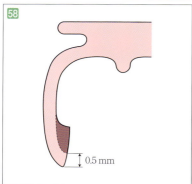 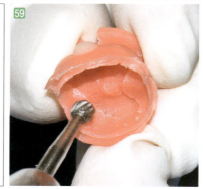

58, 59 トレー内面に入り込んだレジンをラウンドバーで削除する．マージン部のレジンはフィニッシュラインから幅0.5 mm程度接触させる．このとき，ホワイトシリコーン等でトレーの適合状態を確認することが望ましい．

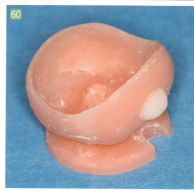 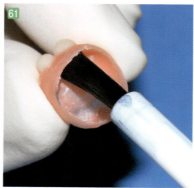

60 完成した個歯トレーを示す．

61 シリコーン接着材を個歯トレーの内外面に筆等を使用して薄く塗布し，十分に乾燥させる．

62, 63 ライトボディタイプのベースとキャタリストを等長に用意し，気泡が入らないように注意して練和する．

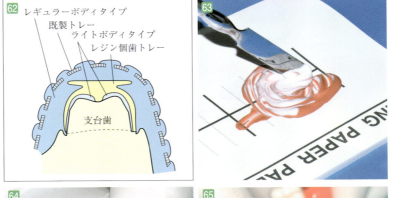

64 練和したライトボディタイプをシリンジに入れる．シリンジのノズル先端を個歯トレー内面に接触させながら慎重にトレー内へ注入する．

65 気泡がトレー内に迷入しないように注意しながら，トレーを支台歯に圧接する．

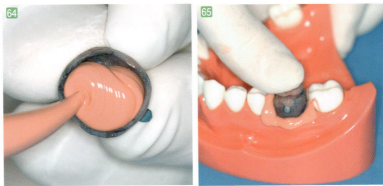

66 シリンジに残ったライトボディタイプを隣接歯の接触点部にいきわたるように注入する．

67 この操作と並行してより粘性の高いレギュラーボディタイプを練和する．

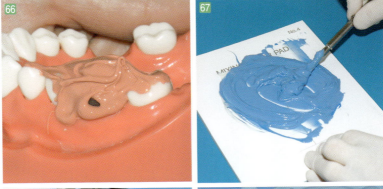

68, 69 個人トレーまたは既製トレーにレギュラーボディタイプを盛って，これを個歯トレーの上から圧接する．印象材の硬化を確認後，印象を撤去し，印象面を点検する．

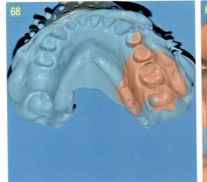
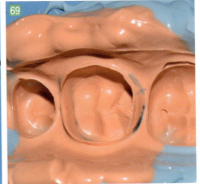

E 咬合印象法

　咬合印象法は，咬合印象用トレーを用いて支台歯と対合歯および咬合関係を同時に採得する印象法である．咬頭嵌合位が維持されている有歯顎者に対して，正確な精密印象と咬頭嵌合位の記録を採得して模型を咬合器に装着しクラウンを製作しても，咬合の高さが口腔内に比較して高くなることがある．これは，印象や模型の精度に加えて，咬合時に歯が移動するため，また，下顎の歯列は開口時に左右の幅径が狭くなるように変形するためである．咬合印象法はこれらの問題点を解決することができ，咬合の高さ（咬頭嵌合位）が正しいクラウンの製作を可能にする．

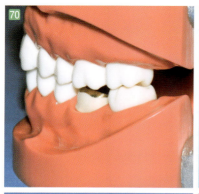
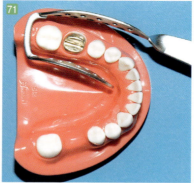

70．71　患者に数回のタッピング運動をさせて，口腔内の咬合接触が安定していることを確認する．咬合印象用トレーを口腔内に試適し，トレー辺縁が骨隆起あるいは頰粘膜等に干渉されないことを確認する．

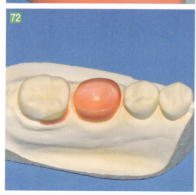
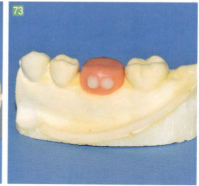

72．73　支台歯咬合面のクリアランスが十分な場合には個歯トレーを製作する．個歯トレーの製作は前項に準じる．印象材の厚さを確保するためにワックスでスペーサーを設け，これに即時重合レジンを筆積み法で盛り上げる．

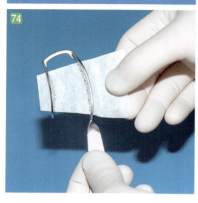
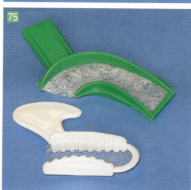

74　咬合印象用トレーの中央に専用の用紙を挿入する．

75　咬合印象用ディスポーザブルトレーも市販されている．

4. 印象採得   63

76 口腔内に個歯トレーを試適する.このとき,トレーの咬合面が対合歯に当たっていないことを確認する.

77 トレー内に練和したライトボディタイプを注入し,支台歯に圧接する.残った印象材は支台歯周囲に注入する.

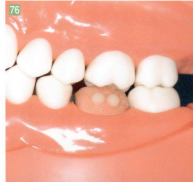
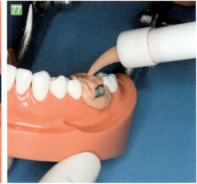

78,79 咬合印象用トレーにレギュラーボディタイプを盛り上げ,口腔内試適時に確認した位置へトレーを挿入し,上下顎の歯が完全に接触するまで患者に閉口させる.

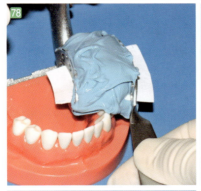
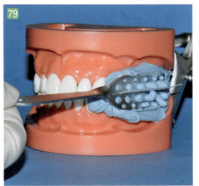

80,81 印象材の硬化を確認後,印象を撤去し,印象面を点検する.咬合接触部で専用の用紙が見えることを確認する(矢印部).

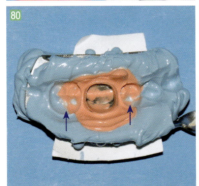
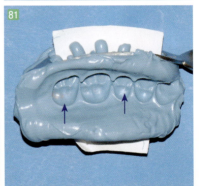

82 上下顎の印象面にそれぞれ超硬質石膏を注入する.咬合器への装着には,トレーの取っ手の角度を参考にする.

83 咬合器に装着された上下顎歯列模型.

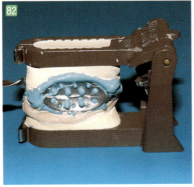
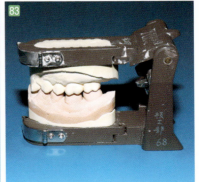

付 カートリッジタイプの取り扱い

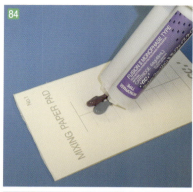
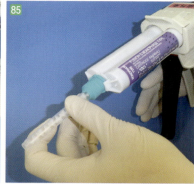
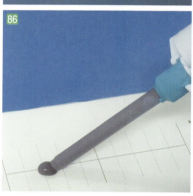
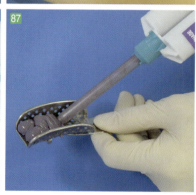

84 カートリッジをディスペンサーに装着し，ベースとキャタリストが均等に出るまで試し出しをする．

85 カートリッジにミキシングチップを挿入する．

86 印象材がチップ先端から均一に練和されている状態で出ることを確認する．

87 トレーに印象材を注入する．気泡の混入を防ぐため，チップ先端がトレー底部をなぞるような動きで注入する．

コラム2

クラウンブリッジにおける（精密）印象法の変遷

　印象採得は適合性に優れた補綴装置を製作するための重要な臨床操作の一つである．そのため，印象採得にはこれまでさまざまな材料が用いられ，また，性質を考慮して精度よく，エラーの少ない採得方法が考案されてきた．

　1950年代には全部鋳造冠の普及により，支台歯辺縁部を含めた精密な印象法が求められ，ポリサルファイドゴム印象材と，当初は銅で製作されたカッパーバンドとよばれる個歯トレー，その後はレジン個歯トレーによる印象法が行われた．1970年代に入ると，永久歪みが小さく，弾性復元性に優れ，硬化時間が短いなどの長所を持つ縮合型シリコーンゴム印象材が開発され，レジン個歯トレー印象法，連合印象法，二重同時印象法などが行われるようになってきた．さらにその後，理工学的諸性質に優れた付加型シリコーンゴム印象材が開発され，現在はこの印象材を用いた印象法が主流となっている．

　近年では，医用工学技術の発展により，製作した作業用模型の形態を三次元スキャナーで採得し，コンピュータ上で三次元データとして利用可能とする模型用スキャナーや，小型の三次元画像センサーを用いて，直接口腔内の歯や支台歯をスキャンする口腔内スキャナーが登場し，CAD/CAMシステムによる補綴装置の製作が可能となった．口腔内スキャナーは印象材を使用せずにデジタルの作業用模型を製作でき，感染対策，資源や医療廃棄物の観点からも有利である．一方，高額な設備費用，ポスト孔やピンホール，比較的深い歯肉縁下のフィニッシュラインの測定が困難であるなど，今後改善すべき点もある．

5　プロビジョナルレストレーション

　プロビジョナルレストレーションは歯冠補綴装置の製作に際し，形成された支台歯を暫間的に被覆するクラウンやブリッジである．その目的は診断や治療方針の確認，支台歯の保護，歯周組織の保護・改善，咬合・歯列の保持，審美性の回復，歯肉圧排，咬合採得の指標等である．その製作方法としては，既製プラスチッククラウン応用法（直接法，間接法），即時重合レジン応用法（直接法，間接法）等がある．

A　既製プラスチッククラウン応用法

　既製プラスチッククラウン応用法では，ポリカーボネート樹脂製クラウンが多く使用され，口腔内で直接製作する場合と，作業用模型上で製作する場合がある．ポリカーボネート樹脂製クラウンは歯種別，サイズ別になっている．既製プラスチッククラウンへの即時重合レジンの筆積みによりプロビジョナルレストレーションを製作する．

●直接法
（1 前装冠）

1, 2　既製プラスチッククラウンから歯種，サイズを選択する．反対側同名歯と同様のサイズを選択するが，左右同名歯でサイズが異なることもあるため，試適をして決定する．

3, 4　金冠バサミやカーバイドバー等を用いて，既製プラスチッククラウンの辺縁部を調整し，歯冠長が反対側同名歯と同様になるようにする．

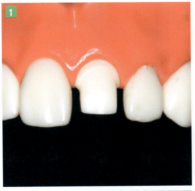
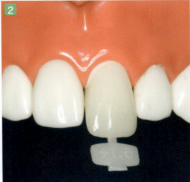
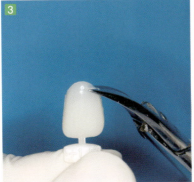
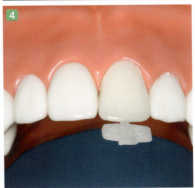

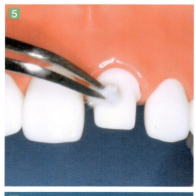
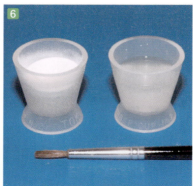

5 綿球あるいは筆を用いて支台歯にワセリン等の分離材を薄く塗布する.

6 即時重合レジンのポリマー(粉)とモノマー(液)をラバーカップに準備する.

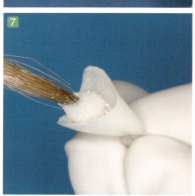
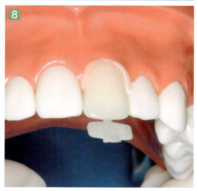

7 筆をモノマーに浸漬した後,ポリマーを付着させることによりレジン泥をつくり,クラウン内に気泡が入らないように満たす.

8 レジン泥のつやが消失しかけるタイミングで所定の位置まで支台歯に圧接する.

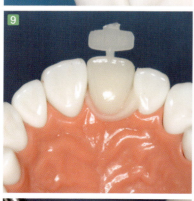
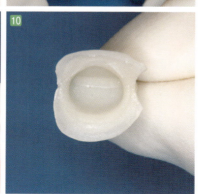

9, 10 レジンが完全に硬化する前に,着脱が可能であることを確認するためクラウンを少し浮かせ,再度所定の位置に戻す.硬化を確かめた後,支台歯から取り外す.完全に硬化させるために湯に浸漬し,その後,気泡の有無,マージンの確認を行う.

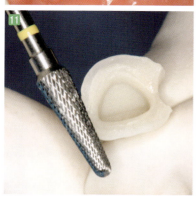
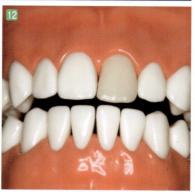

11 即時重合レジンが完全に硬化後,カーバイドバーを用いて,辺縁形態の修正を行う.

12 既製プラスチッククラウンを支台歯に戻し,反対側同名歯と形態が調和しているか,マージンの過不足がないかを確認する.

13 舌側からも適合状態，形態を確認する．
14 隣接歯との間にスペースがあり，接触が不足している場合は修正する．

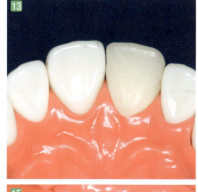
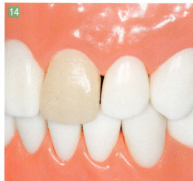

15 レジン泥を隣接面に筆積みで盛り，硬化後，カーバイドバーを用いて調整する．
16 形態修正が終了したら，仕上げ研磨を行う．

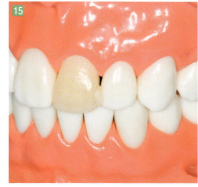
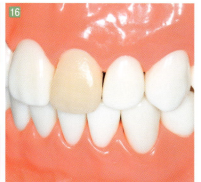

B 即時重合レジン応用法

　ブリッジ等で支台歯数が多い症例には，既製プラスチッククラウンを使用せず，直接即時重合レジンによりプロビジョナルクラウンを製作する方法がある．この方法は，支台歯形成終了後ただちに口腔内で製作する直接法と，チェアタイムを少なくするためにあらかじめ模型上で製作しておく間接法とに大別される．基本的にプロビジョナルレストレーションは短期間の使用を前提としている．長期に及ぶ場合には，破折，摩耗を防ぐために金属で製作することもあるが，ほとんどの場合はこの即時重合レジンで製作される．

1. 直接法
❶餅状レジンによる圧接法（6 全部金属冠）

17 支台歯と隣接歯に分離材（ワセリン）を塗布する．
18 レジンの混和はラバーカップにモノマー（液）を入れておき，ポリマー（粉）を少しずつ加えていく．

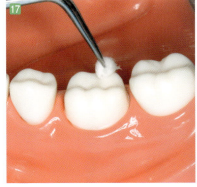
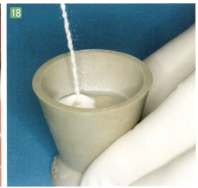

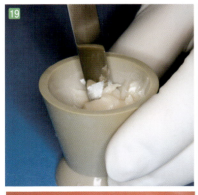
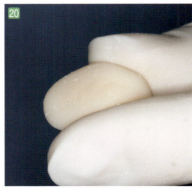

19 金属スパチュラでレジンが餅状になるまでよく混和する．

20 餅状になったレジンは，ワセリン等の分離材を塗布した手指にて，支台歯の大きさに整形する．

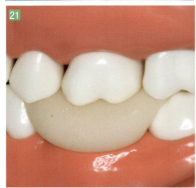
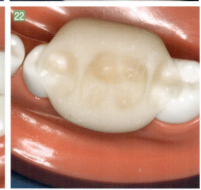

21 レジンが硬化する前に支台歯に餅状のレジンを圧接し，咬頭嵌合位で咬合させる．

22 対合歯の咬合面形態が印記される．レジンが収縮して取れなくなるのを防ぐため，支台歯からの着脱操作を数回行う．

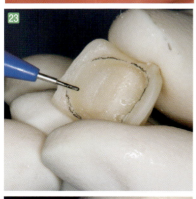
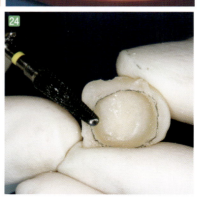

23 レジンが完全に硬化したら，マージン部を鉛筆で明示する．

24 マージンを傷つけないように，余剰部分のレジンをカーバイドバーでトリミングする．

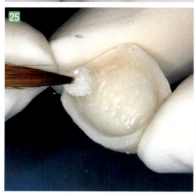
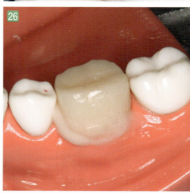

25 支台歯への適合をよくするために，プロビジョナルクラウンのマージン部に即時重合レジンを添加して，再度，支台歯へ圧接する．

26 マージン部の余剰なレジンは探針等で大まかに除去し，硬化後，最終的なマージン部の調整を行う．

5. プロビジョナルレストレーション　69

27 最終的にマージン部の調整が終了したら，咬合紙を用いて咬頭嵌合位ならびに偏心咬合位での咬合接触関係を調整する．

28 隣接歯との接触点を正しく回復するために筆積みにより隣接面にレジンを添加する．

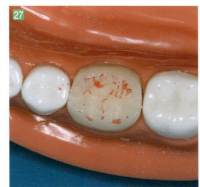
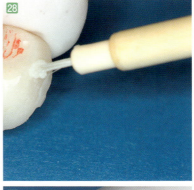

29 近遠心隣接面にレジンを添加した後，支台歯に試適する．

30 フィッシャーバーで咬合面形態を付与する．対合歯の機能咬頭が咬みこむ位置を確認しながら，咬合小面や溝を付与していく．同時に接触点の調整も行う．

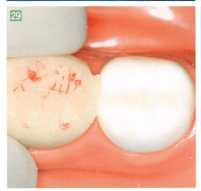
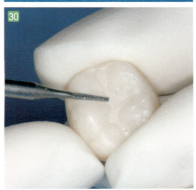

31 軸面および咬合面形態が完成したら，サンドペーパーコーンを用いて研磨する．

32 最後に食物残渣の停滞やプラーク沈着を防ぐために，チャモイスホイールにルージュをつけてつや出し研磨を行う．

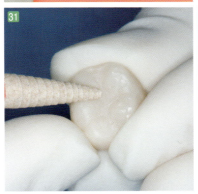
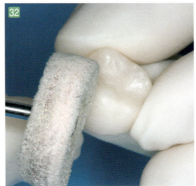

33, 34 カルボン酸系の仮着用セメントを平頭充塡器でプロビジョナルクラウン内面に注入する．

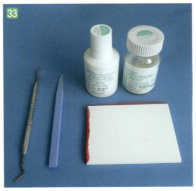
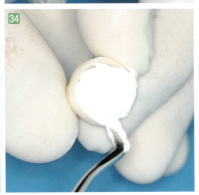

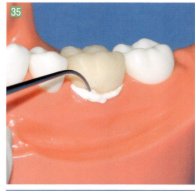
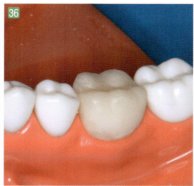

35 プロビジョナルクラウンを支台歯に装着し，浮き上がりのないことを確認する．硬化後，余剰なセメントを探針で除去する．
36 装着した6｜のプロビジョナルクラウンを示す．

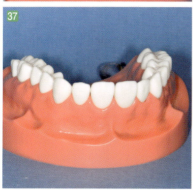
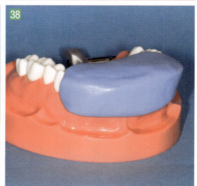

❷術前の印象応用法（1）
（|12前装冠）

37 |12生活歯に前装冠を装着する症例を示す．
38 支台歯形成前に，形成する|12をパテタイプのシリコーンゴム印象材であらかじめ印象しておく．

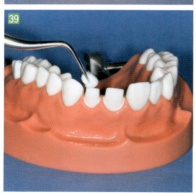
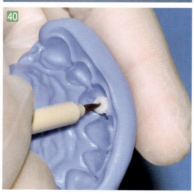

39 支台歯形成終了後，支台歯にワセリン等の分離材を塗布しておく．
40 印象内面の支台歯部分（|12）へ即時重合レジンを筆積みですばやく満たす．このとき，気泡が入らないように注意する．

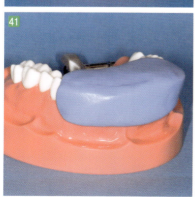
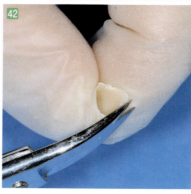

41 レジンが硬化する前にすばやく口腔内へ戻し支台歯に圧接する．このとき数回着脱ができることを確認してから，硬化させる．
42 硬化後，マージン部の余剰なレジンは，金冠バサミでトリミングする．

5. プロビジョナルレストレーション 71

43 マージンの適合をよくするために，マージン部にレジンを添加し，支台歯に圧接する．このときも完全に硬化するまでに数回の着脱操作を行う．
44 硬化後，マージン部の余剰なレジンをカーバイドバーで除去する．

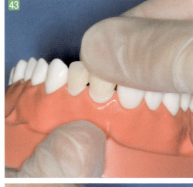
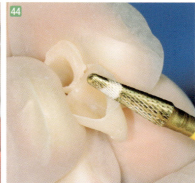

45 近遠心隣接面にレジンを盛り，支台歯に試適する．
46 正しい接触点の位置，形態を再現し，適切な豊隆を付与する．

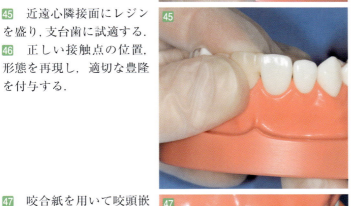
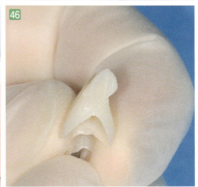

47 咬合紙を用いて咬頭嵌合位ならびに偏心咬合位で咬合接触関係を確認する．
48 咬合接触が強い部分は，カーボランダムポイント等で咬合調整する．

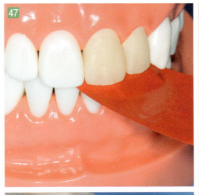
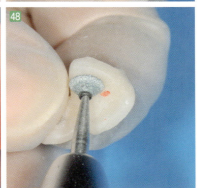

49 咬合調整が終了したなら，通法に従って研磨を行う．
50 完成した|1 2 のプロビジョナルクラウンの唇側面観を示す．支台歯形成前の歯冠形態をそのまま回復することができる．

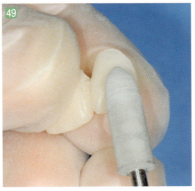
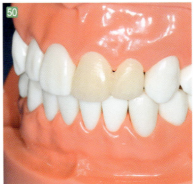

❸術前の印象応用法（2）
（③2①ブリッジ築造体ごと脱落例）

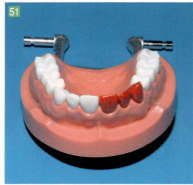 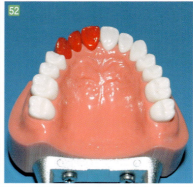

51, 52 ブリッジを再製作するにあたり，装着されていたブリッジを応用し，プロビジョナルブリッジを製作する．

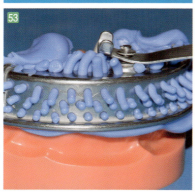 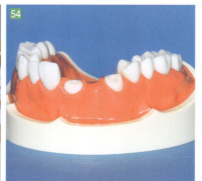

53 脱落したブリッジを口腔内の支台歯に戻し，パテタイプのシリコーンゴム印象材で，あらかじめ印象しておく．

54 ブリッジを撤去した状態を示す．

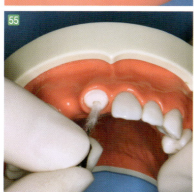 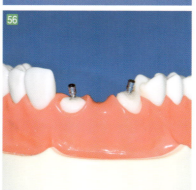

55 ポスト孔内をよく洗浄し，ワセリン等の分離材を塗布する．

56 あらかじめ用意しておいた既製金属ポストをポスト孔内に挿入し，即時重合レジンで固定する．

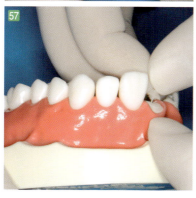 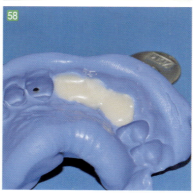

57 レジンが完全に硬化する前に，ポスト部（レジン＋金属ポスト）が抜けることを確認する．

58 印象内面のブリッジ部分（321）に即時重合レジンを筆積みで満たし，ふたたび口腔内へ戻して支台歯に圧接する．

5. プロビジョナルレストレーション　73

59　レジン硬化後，印象を撤去した状態を示す．マージン部からはみ出たレジンのバリをトリミングする．
60　マージン部内面にレジンを添加し，ふたたび支台歯に圧接する．

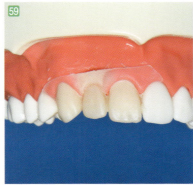
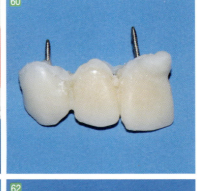

61　レジン硬化後，マージンが明瞭に印記されていることを確認する．
62　マージン部からはみ出たレジンを歯頸部の形態に注意しながら，カーバイドバーを用いて調整し，歯冠形態を整える．

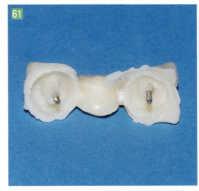
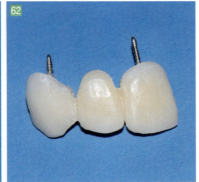

63　咬頭嵌合位ならびに偏心咬合位の咬合接触関係を確認し，舌側の形態を修正する．
64　完成した③2①プロビジョナルブリッジ（3̱1̱に既製の金属ポスト付き）を示す．

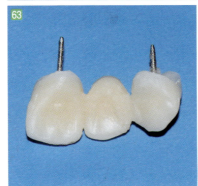
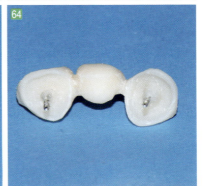

65，66　口腔内に装着された③2①プロビジョナルブリッジ（唇側面観と舌側面観）．これまで患者が装着していたブリッジの形態が再現されている．

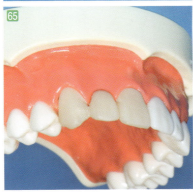
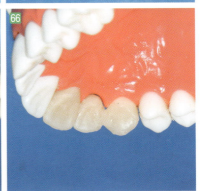

2. 間接法
❶ レジン筆積み法
（|6 全部金属冠）

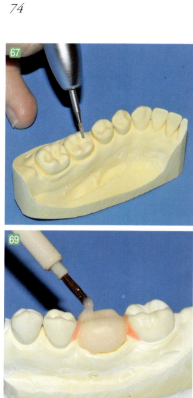
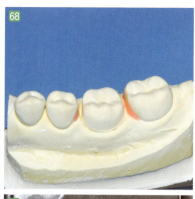
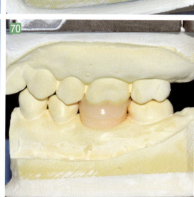
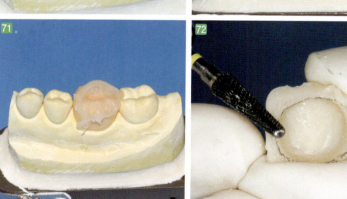
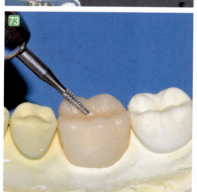
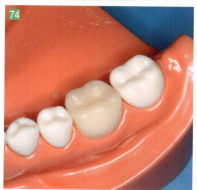

67　術前の石膏模型上の支台歯を概形成する．

68　両隣接歯のアンダーカットをパラフィンワックスでブロックアウトし，分離材を塗布する．

69　気泡の混入に注意しながら，即時重合レジンを筆積み法で築盛する．大まかな歯冠外形を意識しながらやや大きめに築盛する．

70　咬合面に十分なレジンを盛り上げ，レジンが硬化する前に，分離材を塗布した対合歯列模型を咬頭嵌合位で咬合させる．

71　対合歯の咬合面形態が印記される．

72　硬化後に支台歯から外し，マージンを鉛筆で明示する．マージンを傷つけないようにカーバイドバーで歯頸部辺縁の余剰レジンをトリミングし，大まかな歯冠形態の形成を行う．

73　適合を確認後，フィッシャーバー，ラウンドバーで隆線や裂溝を付与し，咬合面を形成する．

74　口腔内の支台歯に合わせて内面を調整し，完成したプロビジョナルクラウンを示す．

5. プロビジョナルレストレーション 75

❷ 模型の印象応用法（1）
（6⃣ 全部金属冠）

75 再現すべき歯冠形態がある場合には，形成前の模型を印象する．

76 石膏模型上で支台歯の概形成を行った後，支台歯および両隣接歯に分離材を塗布する．

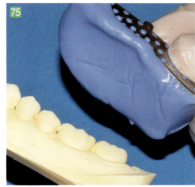
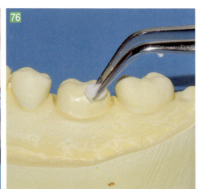

77 余剰レジンを排出するために，印象体の頬舌側に溝を付与する．気泡の混入に注意しながら，印象内面に即時重合レジンを筆積み法で注入する．

78 レジン泥表面のつやが消えたなら模型に圧接する．

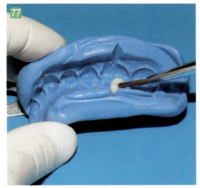
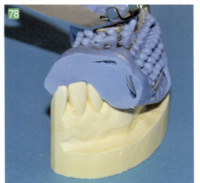

79 レジンが餅状の時点で，一度模型から撤去してレジンが分離することを確認し，レジン硬化後に模型から撤去してカーバイドバーで歯頸部辺縁の余剰レジンをトリミングする．

80 歯頸部に不足している部分があれば，筆積み法でレジンを追加する．

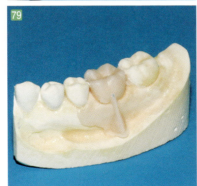
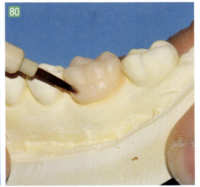

81 マージンを鉛筆で明示する．

82 マージンを傷つけないようにカーバイドバーで歯頸部辺縁の余剰レジンをトリミングする．

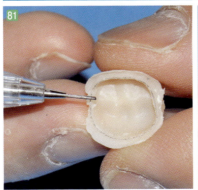
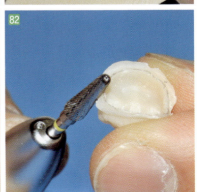

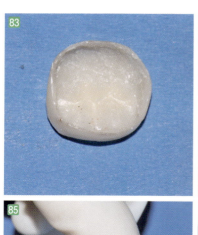
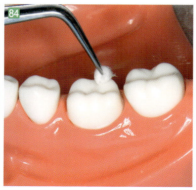

83 トリミングの終了したプロビジョナルクラウンの内面.

84 口腔内で支台歯形成終了後,プロビジョナルクラウンが入ることを確認する.支台歯に分離材を塗布する.

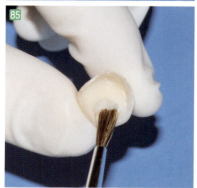
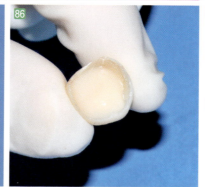

85 プロビジョナルクラウンの適合を高めるために,気泡の混入に注意しながら即時重合レジンを筆積み法で注入する.

86 レジン泥表面のつやが消えたなら支台歯に圧接する.

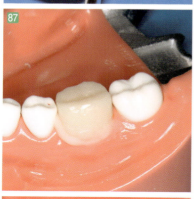
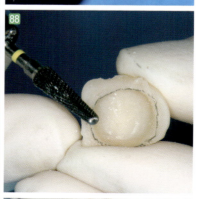

87 支台歯に圧接した状態を示す.余剰レジンが餅状になったら,支台歯から外れることを確認する.

88 レジン硬化後に支台歯から外し,マージンを鉛筆で明示する.マージンを傷つけないようにカーバイドバーで歯頸部辺縁の余剰レジンをトリミングする.

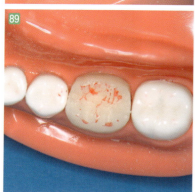
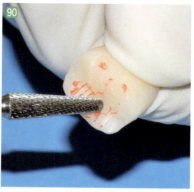

89 プロビジョナルクラウンを口腔内に試適して,咬合接触関係を確認する.

90 適正な咬合接触が得られるよう,咬頭嵌合位ならびに偏心咬合位での咬合調整を行う.

5. プロビジョナルレストレーション

91 咬合調整終了後,フィッシャーバー,ラウンドバー等で隆線や裂溝を付与し,咬合面の形成を行う.咬合接触部位を喪失しないよう注意する.

92 咬合面形態を損なわないようにサンドペーパーコーン,シリコーンポイント等で研磨する.

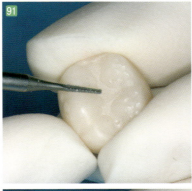
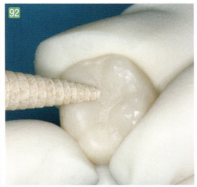

93 最後に食物残渣の停滞やプラーク沈着を防ぐために,チャモイスホイールに研磨用ペースト等をつけてつや出し研磨を行う.

94 完成したプロビジョナルクラウンを示す.

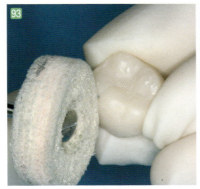
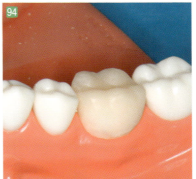

❸ 模型の印象応用法（2）
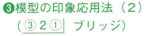（③2①｜ブリッジ）

95 2｜が欠損した石膏模型と前歯部印象用トレーを示す.

96 石膏模型上で2｜ポンティックのワックスパターン形成を行う.

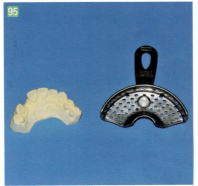
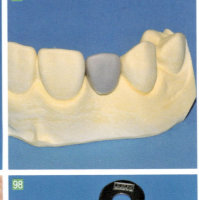

97, 98 パテタイプのシリコーンゴム印象材を均一に手早く練り合わせ,トレーに盛る.

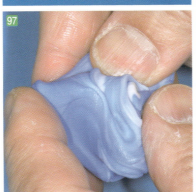
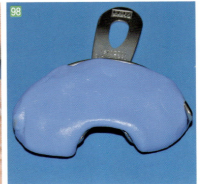

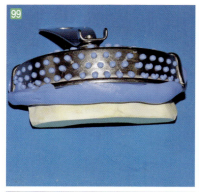 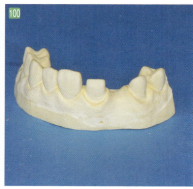

99 ポンティックを含めた歯列の印象採得を行う．

100 印象を撤去した後，ポンティックを除去し，両支台歯の概形成を行う．

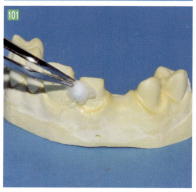 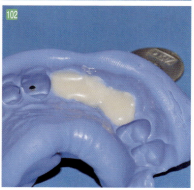

101 支台歯，隣接歯およびポンティック粘膜面に分離材を塗布する．

102 気泡の混入に注意しながら，印象内面の支台歯およびポンティック部に即時重合レジンを筆積み法で満たす．不要な部分にレジンが入らないように注意する．

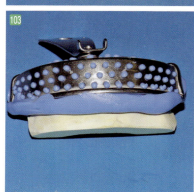 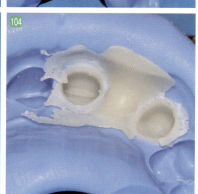

103 レジン泥表面のつやが消えたなら模型に圧接する．

104 レジンが完全に硬化する前に，一度模型から印象を撤去し，ブリッジが外れることを確認した後，再度模型に戻し硬化を待つ．

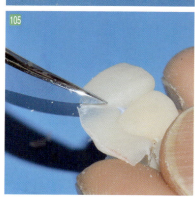 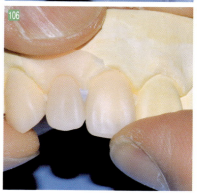

105 レジンが硬化したら模型から外し，金冠バサミで余剰部分のトリミングを行う．

106 模型に戻るようにトリミングし，ブリッジの適合を確認する．不足している部分があれば，筆積み法でレジンを追加する．

107 レジン硬化後に支台歯から外し，マージンを鉛筆で明示する．
108 マージンを傷つけないようにカーバイドバーで歯頸部辺縁の余剰レジンをトリミングする．

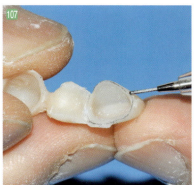
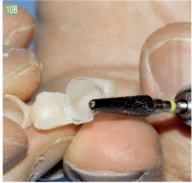

109 模型に装着し，マージンの適合や歯冠形態の確認を行う．必要ならば，レジンの追加や削合を行う．
110 形態の修正が終了した後，仕上げ研磨を行い完成させる．

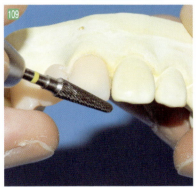
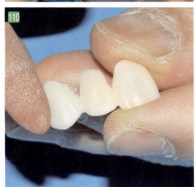

付 インプラント症例の場合

111 シリコーンガム模型上で製作されたブリッジ形態の暫間上部構造を示す．
112 作業用模型に埋め込まれたインプラントアナログにテンポラリーアバットメントを連結し，即時重合レジンを用いて歯冠形態を回復する．

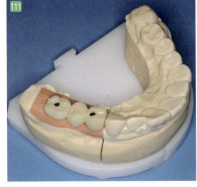
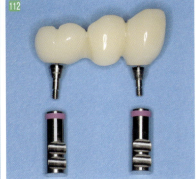

6　患者情報の伝達

　補綴装置の製作を歯科技工士に依頼する際には，おもに技工指示書が用いられる．そこには，補綴装置の種類と具備すべき要件を漏れなく記載し，かつ患者の口腔内の情報も正確に伝達する必要がある．とりわけ歯の色調を正確に伝達するのは容易ではなく，まず適切なシェードセレクション（色調選択）の方法を知っておく必要がある．

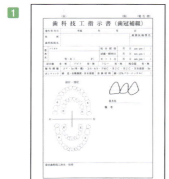
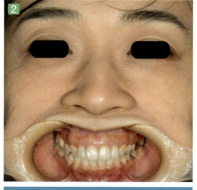
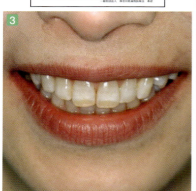
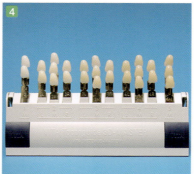
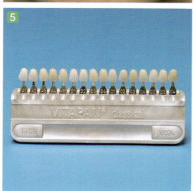
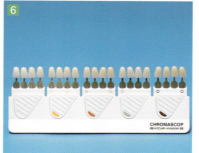

1 技工指示書．提出年月日，患者氏名，部位，補綴装置の名称と材料，色調，提出物（印象，対合歯列模型等），装着予定日等を記載する．付加的な情報はできるだけ図示する．

2 歯の形態，歯列の形態，上下顎歯列の関係等の審美情報を画像で記録する．

3 前歯部の形態と口唇との位置関係（スマイルライン）を画像で記録する．

4 シェードガイド：VITASYSTEM 3D-MASTER®．明度5段階，色相3属性（L：黄色，M：赤黄色，R：赤色），彩度3段階の26種で構成される．

5 シェードガイド：VITAPAN® Classical．A系統5段階，B系統4段階，C系統4段階，D系統3段階の16種で構成される．

6 シェードガイド：Chromascope®．5種類の色相と4段階の彩度の20種から構成される．

6. 患者情報の伝達　81

7 VITASYSTEM 3D-MASTER®を用いたシェードセレクション．シェードガイドを口腔内に近づけ，色調を選択する．

8 まず，明度を決定する．5段階の明度グループから近似したものを選択する（本症例では，2を選択）．

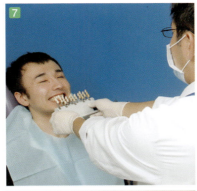
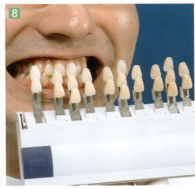

9 彩度の決定．選択した明度2の中から，近似した彩度のタブを選択する（本症例では，Mグループから選択）．

10 色相の決定．選択したシェードタブの中で，最も色相の近似したタブを選択する．

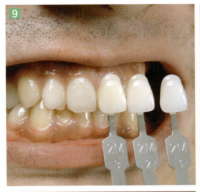
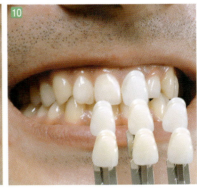

11 選択したシェードタブを両隣接歯と比較して，最終確認を行い，色調を決定する．

12 技工指示書への追加記載例．シェードタブと色調が一致しない場合は，その部位を図示して適切な色調を追記する．色調とその範囲を図示しながら記載する．

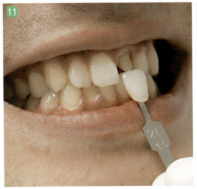
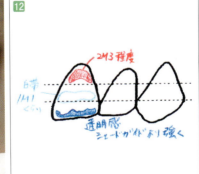

13, 14 自然光下での色調選択．窓から差し込む自然光は，天候，時間帯によって異なるため，色調が異なって見えるので注意が必要である．

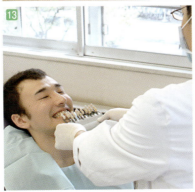
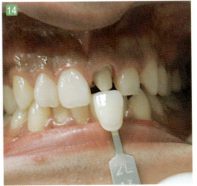

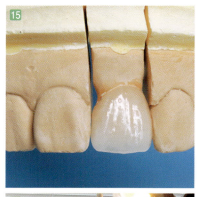 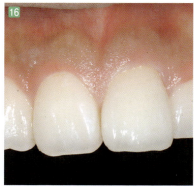

⑮, ⑯ 選択した色調をもとに製作されたオールセラミッククラウン．

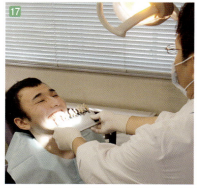 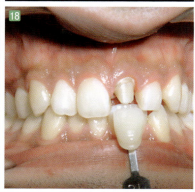

⑰, ⑱ ユニット照明下での色調選択．ユニットに装備されているライトの光源の種類によって，色調が異なって見える（条件等色：メタメリズム）ことがあるので注意が必要である．特にLEDライトの場合は留意する．

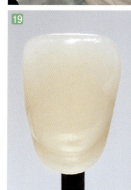 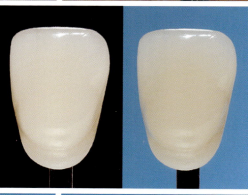

⑲ 背景色によるメタメリズム．背景色が異なる場合にも，メタメリズムが生じる．この現象を最小限にするためには，背景色をグレーにして，シェードセレクションを行う．

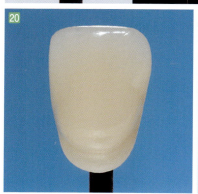 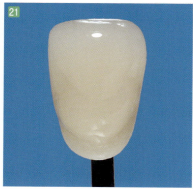

⑳, ㉑ 歯の表面の状態によるメタメリズム．歯面が乾燥している状態（⑳）と湿潤している状態（㉑）でもメタメリズムが生じる．シェードセレクションの際には，歯面を乾燥させないことが重要である．

7 顎間関係の記録（咬合採得）

A 咬頭嵌合位の記録

　上下顎歯列間の位置関係の記録をインターオクルーザルレコードという．補綴装置の製作や咬合の検査に際し，咬合器上に対合歯列との位置関係を再現することが必要な場合には，インターオクルーザルレコードの採得は不可欠である．なかでも咬頭嵌合位におけるインターオクルーザルレコードの採得は頻度が高く，歯科臨床において最も日常的な診療操作の一つとなっている．得られたインターオクルーザルレコードには，上下顎の歯列模型が確実に適合しなければならない．歯列模型の精度や取り扱いについては他項に譲るが，確実に歯列模型を適合させるためには使用する材料の取り扱いが重要であり，インターオクルーザルレコードに対する適切な調整も必要となる．また，現在の咬頭嵌合位に問題があったり，咬頭嵌合位が不明であったりする症例も少なくない．こうした症例では，補綴装置の製作に先立って，望ましい咬合高径と水平的顎位からなる新たな咬頭嵌合位を確立しておく必要がある．

　ここでは，残存歯や補綴装置により適正な咬頭嵌合位が確実に維持されている場合，不安定ではあるが残存歯等により適正な咬頭嵌合位が再現可能な場合に限定して，パラフィンワックスまたは咬合採得用シリコーンゴムを用いた基本的なインターオクルーザルレコードの採得の手順を述べる．

1. パラフィンワックスを用いたインターオクルーザルレコードの採得

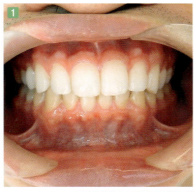
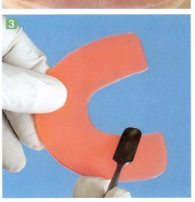

1, 2 咬頭嵌合位の偏位を防ぐため，アップライトの姿勢で患者を座らせ，咬合紙等を用いて咬合接触関係を把握しておく．

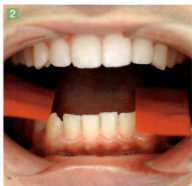

3 パラフィンワックスを火炎で加熱し，表面を溶かして2枚重ねの厚さにした後，歯列弓に合わせて馬蹄形に整形する．

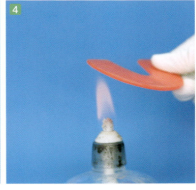

4 口腔内に挿入する直前に整形したパラフィンワックスを再度加熱し，均一に軟化する．

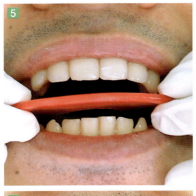
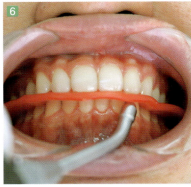

5 均一に軟化したワックスを，注意深く口腔内に挿入し，上顎の歯列に合わせて軽く手指で圧接する．
6 患者に左右均等に咬むように指示して閉口させ，咬ませたままワックスをエアで冷却する．

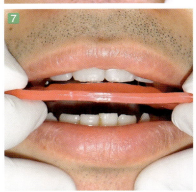
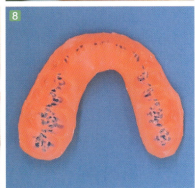

7 ワックスが硬化したら，患者に開口を指示するとともに口腔内から注意深く取り出す．
8 採得したパラフィンワックスを用いたインターオクルーザルレコード．

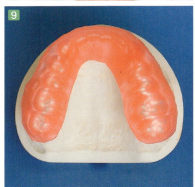
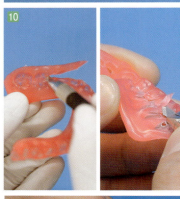

9 採得したインターオクルーザルレコードを歯列模型上におき，事前に行った咬合接触関係の検査と差がないかどうかを点検する．
10 歯列模型にインターオクルーザルレコードを適合する際には，余剰部分や尖った部分を除去する．

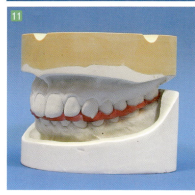
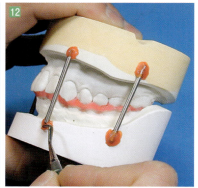

11 咬頭嵌合位で採得したインターオクルーザルレコードに上下顎の歯列模型を適合させた状態．
12 バーやスティッキーワックスにより，インターオクルーザルレコードに適合させた上下顎の模型を固定する．

13　咬頭嵌合位で咬ませ，バー等で固定した上下顎の模型を石膏により咬合器に装着する（上顎の模型はすでに咬合器に装着されている）．

14　咬頭嵌合位で咬合器に装着された上下顎歯列模型．

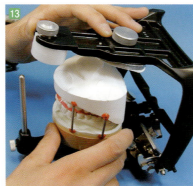
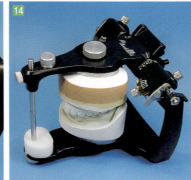

2. 咬合採得用シリコーンゴムを用いたインターオクルーザルレコードの採得

15　16　ディスペンサーに装着した咬合採得用シリコーンゴムを下顎の歯列上に盛る．

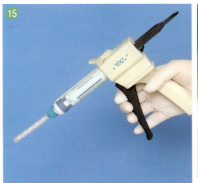
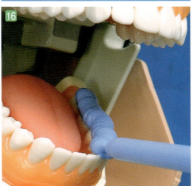

17　咬合採得用シリコーンゴムを盛り上げたら，硬化反応が進み弾性が生じる前にすばやく咬ませる．

18　咬合採得材が十分に硬化したことを確認して口腔内から取り出し，事前に行った咬合接触関係の検査と差がないことを確認する．

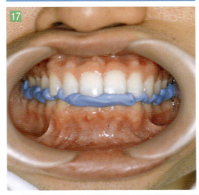
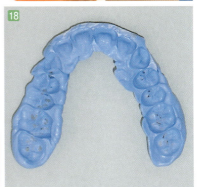

19　複雑な印象面は，模型への適合を阻害するため，そうした箇所は鋭利なナイフで切除しておく．

20　咬合採得用シリコーンゴムのインターオクルーザルレコードに上下顎の模型を適合させ，バー等で固定する．

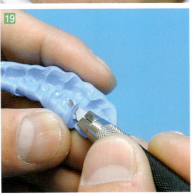
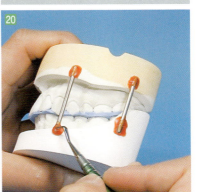

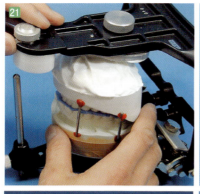
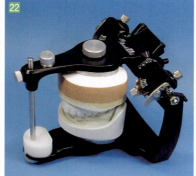

21 咬頭嵌合位で咬ませ，バー等で固定した上下顎の模型を石膏により咬合器に装着する（上顎模型はすでに咬合器に装着されている）．

22 上下顎歯列模型を咬合器に装着した状態．

3. その他の顎間関係の記録

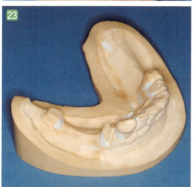
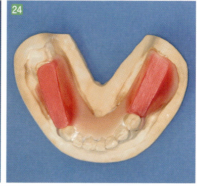

23 咬頭嵌合位の記録に咬合床を要する例．ダウエルピンはすでに植立されており，歯型可撤式作業用模型の準備は整っている．

24 歯型の分割に先立って咬合床を製作する．

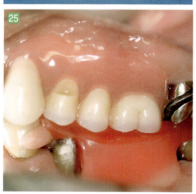
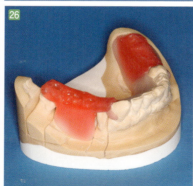

25 咬頭嵌合位を保持している残存歯の咬合接触を目安として，加熱・軟化した咬合床を咬ませ，失った咬合支持を回復する．

26 咬合床の咬合平面と平行になるように模型に基底部分（二次石膏）をつけた後，歯型の分割やトリミングを行う．

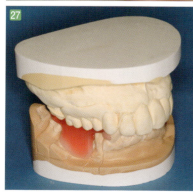
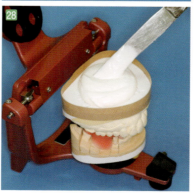

27 咬合床による咬合支持が加わることで，上下顎歯列模型間に安定した咬合接触関係を再現できる．

28 下顎歯列模型を，仮想咬合平面に合うよう粘土等で仮固定した後，上顎歯列模型を石膏で平均値咬合器に装着する．

㉙ 上顎歯列模型が装着された状態.

㉚ 上下顎歯列模型をバー等で固定し,咬合器を上下逆にして下顎歯列模型を石膏で装着する.ダウエルピンの末端部はパテタイプのシリコーンゴム印象材やユーティリティワックス等で覆う.

㉛ 咬合器の下弓に石膏で装着した下顎歯列模型.咬合器のインサイザルピンとインサイザルテーブルは前準備の段階と同様に接している.

㉜ 咬合器装着が終了した上下顎歯列模型.

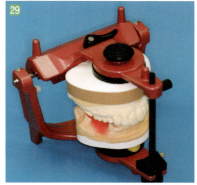
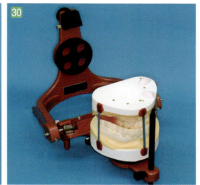
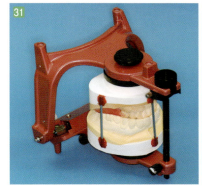
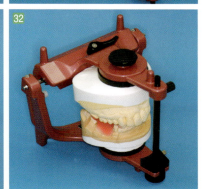

B 頭蓋に対する上顎歯列の三次元的位置関係の記録

　頭蓋に対する上顎歯列の三次元的位置関係を,左右顆頭点を後方基準点として記録することは,上顎への相対的運動として咬合器上で下顎運動を再現するために不可欠である.また,前方基準点と左右顆頭点を結ぶ基準平面をもとに咬合器に装着された上顎歯列模型は,生体と同じ位置関係となるため,術前の審美的評価のみならず補綴装置を製作するうえでも重要である.頭蓋に対する上顎歯列の三次元的位置関係の記録にはフェイスボウが用いられる.ここでは,外耳道を利用して平均的顆頭点を求めるフェイスボウトランスファーの手順を述べる.

㉝ フェイスボウは,本体,バイトフォーク,直接的または間接的な後方基準点指示棒,前方基準点指示棒ならびに連結装置(クランプ)からなる.

㉞ 最初にバイトフォークに盛るモデリングコンパウンドを50〜60℃の温水中で軟化させる.

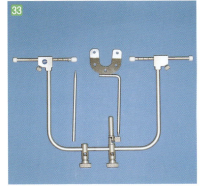
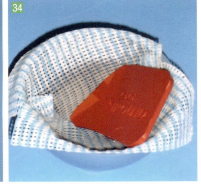

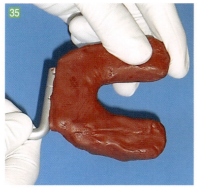
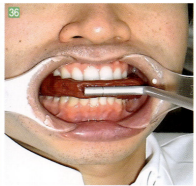

35 モデリングコンパウンドをバイトフォークに付着し，トーチランプ等を用いながら手指で整形する．

36 バイトフォークの正中と上顎歯列の正中を合わせ，上顎歯列の咬合面を印記する．その際，柄が咬合平面にも矢状面にも平行となるようにする．

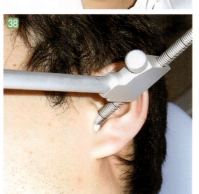

37 バイトフォークの柄を本体に仮連結する．

38 イヤーロッド（間接的な後方基準点指示棒）の先を左右の外耳道に，同じ程度に差し込む．その際，イヤーロッドを患者の手指で保持させると患者自身の苦痛が少ない．

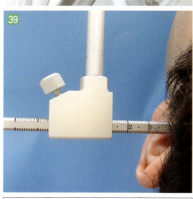
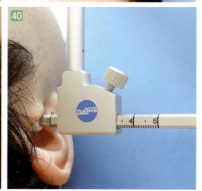

39．40 いったん挿入したイヤーロッドの目盛りを，本体連結部の内側端で読み取り，両数値を足して2で除した目盛りになるよう両側を調整する．なお，プロアーチ専用のフェイスボウでは直接2で除した数値が出るように工夫されている．

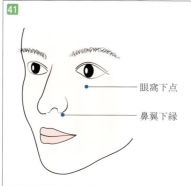
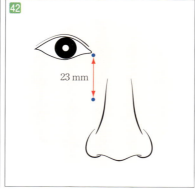

41．42 前方基準点の選択は咬合器によって異なっている（41は一般的な前方基準点）．本フェイスボウでは，右内眼角から23mm下方の点，または上顎前歯切縁から45mm上方の点が前方基準点として指定されている．

43 前方基準点指示棒の先端を指先で把持した状態で前方基準点の位置まで誘導し，しっかりと固定ねじで固定する．

44 各部の適合状態，連結装置の固定を再確認し，イヤーロッドの固定ねじを緩め，患者の頭部から外す．

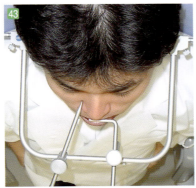
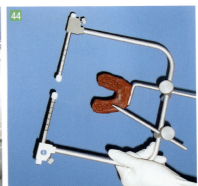

45 フェイスボウを咬合器に組み込む．前方基準点指示棒と前方基準点指示板，等長にした左右イヤーロッドと固定ピンを合わせる．

46 バイトフォークをキャストサポートで支えた後，印記面に載せた上顎歯列模型を石膏で咬合器に装着する．

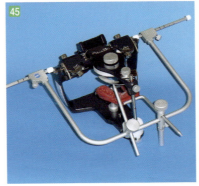
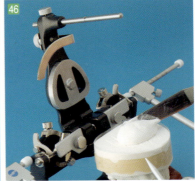

47 上顎歯列模型を咬合器に装着する際には，模型がずれないように配慮する．

48 イヤーロッドの先端は咬合器の回転軸の後方の突起に位置づけられており，結果的に上顎歯列模型は平均的顆頭点に対して咬合器に装着されている．

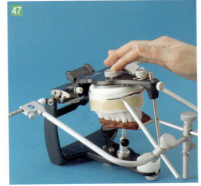
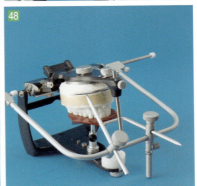

49 咬合器を上下逆にし，インターオクルーザルレコードを介して下顎の歯列模型を固定した後，石膏で下弓に装着する．

50 フェイスボウトランスファーを応用して咬合器に装着した上下顎歯列模型．

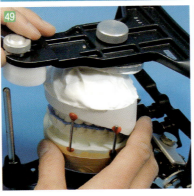
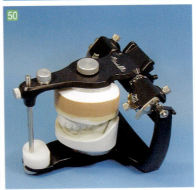

C 偏心咬合位の記録と咬合器の調節

　半調節性咬合器の顆路の調節にはチェックバイト法が用いられる．顎関節に特に問題がない場合には，咬頭嵌合位から前方および側方へそれぞれおよそ5mm移動した位置で，上下顎歯列間の位置関係をパラフィンワックスや咬合採得用シリコーンゴムで記録する．

　5mm移動した位置は，平均的な咬合関係を呈する患者では，下顎前方位では切端咬合位，下顎側方位では犬歯尖頭位付近に相当する．ただし，咬合器によって，また咬合状態によって，必要となるチェックバイトの種類は微妙に異なる．

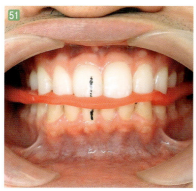
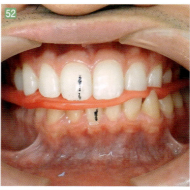
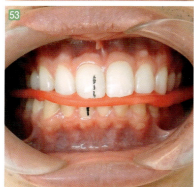
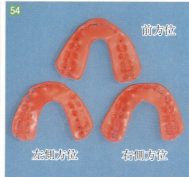

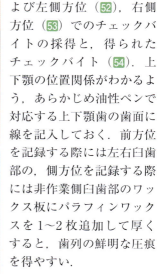

51〜54 パラフィンワックスによる，前方位（51）および左側方位（52），右側方位（53）でのチェックバイトの採得と，得られたチェックバイト（54）．上下顎の位置関係がわかるよう，あらかじめ油性ペンで対応する上下顎歯の歯面に線を記入しておく．前方位を記録する際には左右臼歯部の，側方位を記録する際には非作業側臼歯部のワックス板にパラフィンワックスを1〜2枚追加して厚くすると，歯列の鮮明な圧痕を得やすい．

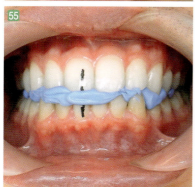
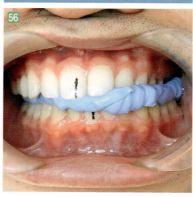

55〜58 咬合採得用シリコーンゴムによる，前方位（55）および左側方位（56），右側方位（57）でのチェックバイトの採得と，得られたチェックバイト（58）．前方位を記録する際には左右臼歯部に注入する咬合採得材の量を，また側方位を記録する際には非作業側臼

歯部に注入する咬合採得材の量を多くすると，鮮明なチェックバイトを得やすい．咬合採得中に下顎が動きやすいので注意する．

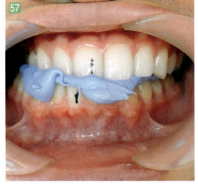

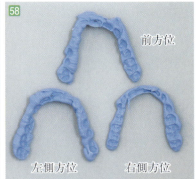

59, 60 顆路の調節に先立ち，咬合器のセントリックロックレバーを緩めて上弓を分離し，顆路下方指導板を取り外す．つぎに関節部の固定ねじを緩め，矢状顆路を0°，非作業側側方顆路と作業側側方顆路を初期値である25°に設定する．

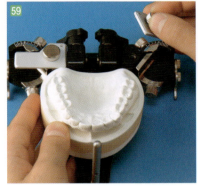

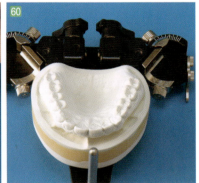

61 上下顎歯列模型はすでに咬頭嵌合位で咬合器に装着されており，関節部は調節に備えて初期設定されている．

62 左側方位で採得したチェックバイトを下顎の歯列模型上に適合させる．

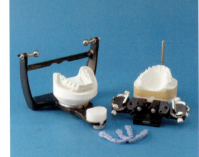

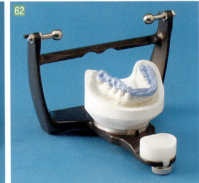

63, 64 上弓を手でしっかり保持し，上顎歯列模型をチェックバイトの記録面に慎重に適合させる．このとき上弓の関節部が下弓の顆頭球と衝突しないように注意する．顆頭球は宙に浮いた状態になっているはずである．

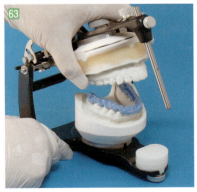

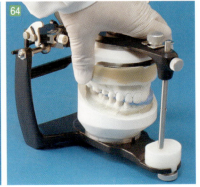

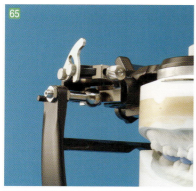
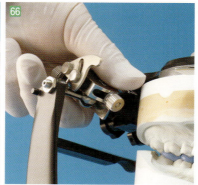

65, 66 矢状顆路角の調節．右関節部（非作業側）の顆頭球と矢状顆路傾斜板の間に隙間のあることを確認し，矢状顆路ロックレバーをいったん緩め，顆頭球と矢状顆路傾斜板を接触させ，ふたたび固定する．

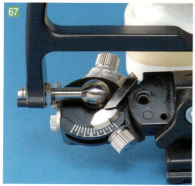
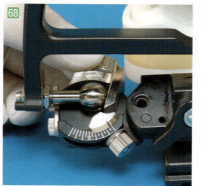

67, 68 側方顆路角の調節．右関節部（非作業側）の顆頭球と側方顆路指導板の間に隙間のあることを確認し，側方顆路指導板の固定ねじをいったん緩め，顆頭球と側方顆路指導板を接触させ，ふたたび固定する．

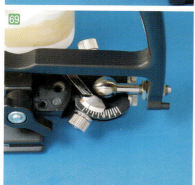
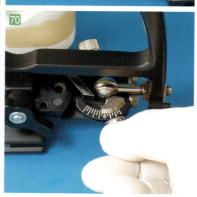

69, 70 作業側側方顆路角の調節．この咬合器は半調節性咬合器であり，作業側顆路の調節機構を備えていることが特徴である．作業側にあたる左関節部の同誘導板を移動して顆頭球と接触させる．

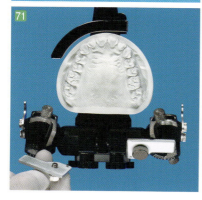
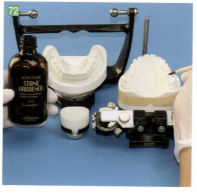

71 左右関節部の調節が終了したら，顆路下方指導板を関節部に戻す．

72 顆路の調節が終了した後，その顆路と上下顎歯列模型の歯の誘導要素を利用して患者固有の切歯指導テーブルを製作する．上顎模型の歯列部分に石膏表面硬化材を塗布する．

73 模型の摩耗や破折を防ぐため，72と同様，下顎歯列模型にも前方および側方滑走運動時に対合歯と接触する歯列部分に，石膏表面硬化材を塗布する．

74 同じ目的で歯列模型間にポリエチレンフィルムを介在させる方法もある．

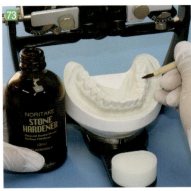 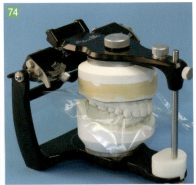

75 既製のレジンブロックに盛る即時重合レジンの形成・加工を容易にするため，インサイザルピンを1 mm引き上げる．

76 ラバーカップで練った未硬化の即時重合レジンをレジンブロック上に盛り上げる．

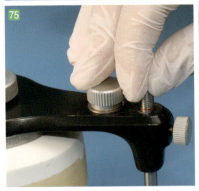 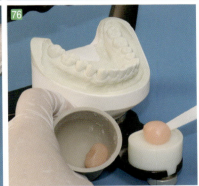

77 最初に，上下顎の歯列模型を咬頭嵌合位で咬ませ，未硬化の即時重合レジン上にインサイザルピンの圧痕をつける．

78 顆路と上下顎歯列模型の歯の誘導要素に合わせてインサイザルピンを動かし，その軌道を即時重合レジン上に記録する．

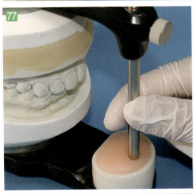 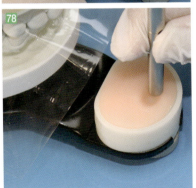

79 即時重合レジンが重合・硬化し，完成した患者固有の切歯指導テーブル．

80 左右関節部の調節（顆路の調節）および切歯指導テーブルの製作が完了した半調節性咬合器と，咬頭嵌合位で咬合した上下顎歯列模型．

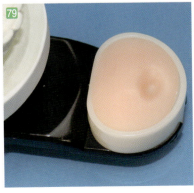 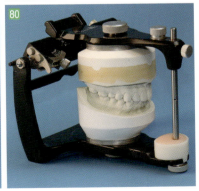

8 作業用模型の製作

A 模型の製作

　間接法により補綴装置を製作するにあたり，採得された精密印象から作業用模型を製作する．クラウンブリッジを製作するための作業用模型は，①支台歯を再現した歯型，②歯型を含む歯列模型，③対合歯列模型，④咬合器で構成される．作業用模型には，①支台歯や歯列の形態，②支台歯と歯列との位置関係，③対合歯との咬合接触関係を正確に再現していること，④ワックスパターン形成を行いやすいこと，⑤操作中に摩滅や破損しない十分な強度を有することが求められる．歯型を含む歯列模型には，十分な強度を有し，硬化時膨張率が小さい超硬質石膏が用いられる頻度が高い．これに対して，対合歯列模型には硬質石膏が使用される．

　作業用模型には，①歯型可撤式，②副歯型式，③歯型固着式等の種類がある．歯列模型から歯型を着脱できるように模型を製作する歯型可撤式には，ダウエルピンを使用する方法，ダイロックトレーやチャネルトレーを使用する方法，ならびに歯型を製作した後に印象に戻す方法等がある．正確な補綴装置の製作には，歯型の位置に高い再現性が求められ，歯型を歯列模型から取り外すことのない副歯型式や歯型固着式に比較し，歯型可撤式模型の製作には十分な配慮を要する．ここでは，高頻度で用いられるダウエルピンを使用する方法を解説する．

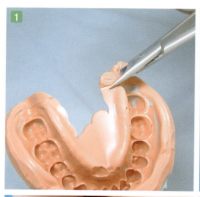
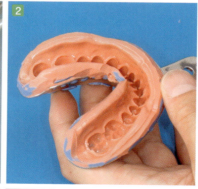
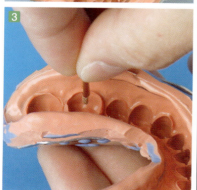
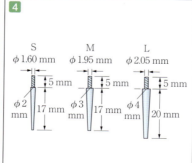

1. 歯型を含む歯列模型の製作

1 , 2 精密印象された印象面に模型材を注入して作業用模型を製作する．模型材の注入に先立ち，印象用トレーからはみ出した余剰な印象材を金冠バサミ等で整形し，大きなアンダーカットを削除する．

3 ダウエルピンの保持部を支台歯部の中央に位置させる．

4 ダウエルピンは支台歯の大きさに合わせて適切なものを選択する．

5 適切なダウエルピンの位置に目安をつけることができたら，印象面にサインペンを用いて位置の指標を印記する．

6 ダウエルピンには，石膏に固定するための保持部が設けられている．歯型からの脱落防止のため，約2mmほど石膏内に埋める．

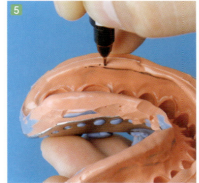
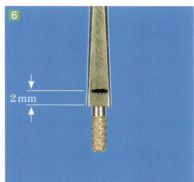

7 印象体へのダウエルピンの固定には，虫ピンが用いられる．2本の虫ピンでダウエルピンを挟みこむように固定する．

8 水平的，垂直的なダウエルピンの位置を十分に確認した後，虫ピンとダウエルピンとをスティッキーワックスで固定する．

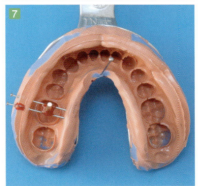
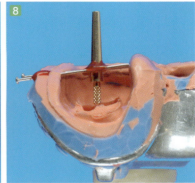

9, 10 印象体後縁をユーティリティワックスでボクシングし，印象表面に界面活性剤をスプレーする．その後，一次石膏（超硬質石膏）を印象の支台歯部分に，先端の細い器具を用いて注入し，気泡を防止する．

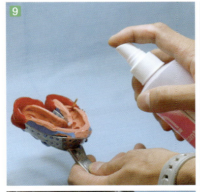
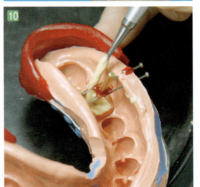

11 支台歯以外の歯列面に一次石膏をダウエルピンが保持される高さまで注意深く注入する．

12 ダウエルピンにより可撤式とする歯型の範囲外に，一次石膏と二次石膏の固定のためのリテンションリングを数か所設置する．

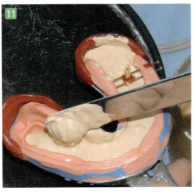
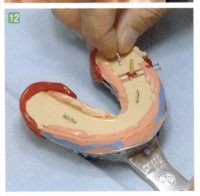

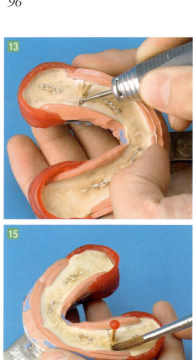
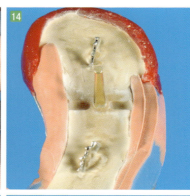

13 一次石膏が十分硬化した後，可撤式とする歯型の石膏表面に，回転防止のための溝をラウンドバーで形成する．

14 歯型に浮き上がりがないことを確認できるよう，一次石膏の端まで形成する．溝にはアンダーカットをつくらないようにする．

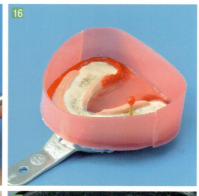

15 ダウエルピンの位置を確認できるよう，末端にユーティリティワックスを取り付ける．可撤部とする範囲に分離材を塗布する．

16 二次石膏を注入する準備として，トレー全周にダウエルピンを超える高さでボクシングを施す．

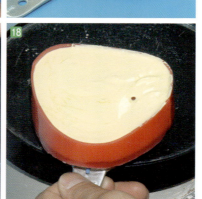

17 二次石膏には硬質石膏が使用される．まず，歯型となる部位の回転防止溝とリテンションリング周辺に注入する．

18 その後，ダウエルピンの先端に取り付けたユーティリティワックスが隠れない程度まで，二次石膏を注入する．

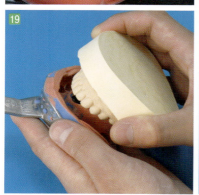
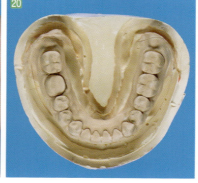

19 二次石膏が完全に硬化した後，印象から模型を撤去する．精密印象材は硬度が高いことから，撤去時の模型破損に注意する．

20 撤去した模型の支台歯部分，さらに歯列の歯冠部に気泡等の欠陥がないことを確認する．

2. 対合歯列模型の製作

21 対合歯列模型の印象には，アルジネート印象材が用いられる頻度が高い．歯列咬合面に，気泡等の欠陥がないことを確認する．

22 硬質石膏を注入する．気泡の混入を防止するため，バイブレーター上で片側から一方向に注入する．

23 歯冠部全域に硬質石膏を注入した後，強度不足とならない厚みまで印象全体に硬質石膏を盛り足す．

24 硬質石膏が完全に硬化した後，印象から模型を撤去する．気泡等の欠陥がないことを確認する．

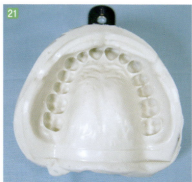
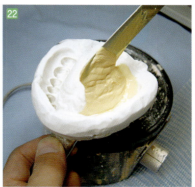
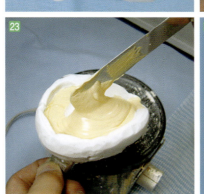
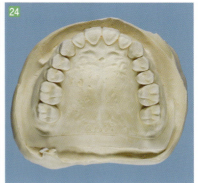

B 咬合器装着

　クラウンブリッジを製作するためには，生体における咬合関係を咬合器上の上下顎歯列模型に再現する必要がある．特に，咬頭嵌合位の再現の成否は咬合接触関係に直接影響するため，きわめて重要である．咬頭嵌合位で採得したインターオクルーザルレコードの余剰部分をトリミングしながら，模型の咬合面に正確に適合するように上下顎歯列模型を位置づける．咬合が安定している場合には，インターオクルーザルレコードを介在させずに上下顎歯列模型を固定することもある．本項では，平均値咬合器（スペイシー咬合器）を使用する場合の咬合器装着の操作について述べる．

25 上顎模型を咬合平面板の上に置き，咬合平面が咬合器の上下弓の中央にくるようにする．マウンティングプレートと模型の基底面の間隙が大きい場合は，修正が必要である．

26 間隙が大きい場合には，基底面に石膏を追加し，模型の厚さを修正する．

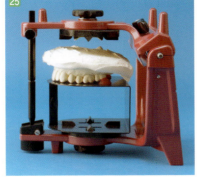
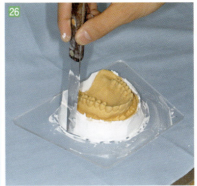

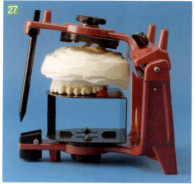
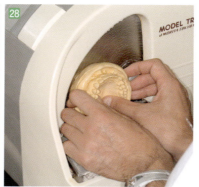

27　模型が厚すぎて上弓が閉じない場合も，インサイザルピンがインサイザルテーブルに接触するまで修正が必要である．

28　厚すぎる場合は，モデルトリマーを用いて基底面を削除し，咬合平面に平行になるように修正して機械的維持形態を付与する．

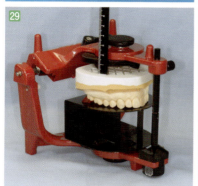
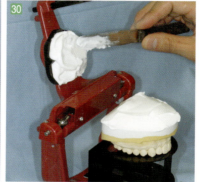

29　上弓を閉じたとき，インサイザルピンがインサイザルテーブルに接触することを確認する．基底面との間隙は約5mm程度とする．

30　模型の基底面を水で濡らした後，基底面とワセリンを塗ったマウンティングプレートにスパチュラで石膏泥を盛り，上弓を閉じる．

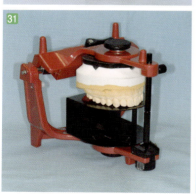
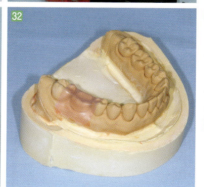

31　石膏が硬化する前に，余剰石膏を除去する．29で示したように間隙を小さくしておくと，咬合器装着に用いる石膏が少なく，硬化膨張の影響が小さくなる．

32　余剰部分をトリミングした下顎歯列模型を準備する．歯型の部分は，シートワックスで保護しておく．

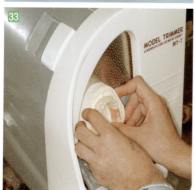
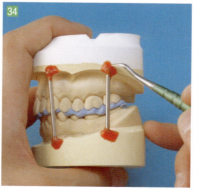

33　上顎歯列模型と同様，下顎歯列模型の装着時に石膏が少量で済むように模型の厚さを調整する．

34　上下顎歯列模型の咬合面にインターオクルーザルレコードを正確に適合するように介在させ，バーやスティッキーワックスで上下顎歯列模型を固定する．

㉟ 咬合器と模型を上下反転する。下顎歯列模型基底面のダウエルピンの末端に，ユーティリティワックスを付与しておく。

㊱ 咬合器の下弓を閉じ，マウンティングプレートと下顎歯列模型基底面との間隙が適切であることを確認する。

㊲ 基底面を水で濡らし，練和した石膏泥をスパチュラで盛る。また，マウンティングプレートにワセリンを塗布する。

㊳ 咬合器の下弓を閉じ，インサイザルピンがインサイザルテーブルに接触していることを確認し，余剰の石膏を除去する。

㊴ 石膏硬化後，固定用のバーを除去し，インターオクルーザルレコードを外す。ダウエルピンの目印にしたユーティリティワックスも除去する。歯型分割後に歯型を歯列模型から外すときは，ここからダウエルピンの末端を押し上げる。

㊵ 咬合器装着の完了。

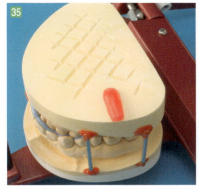
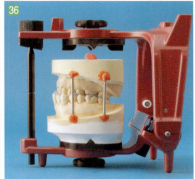
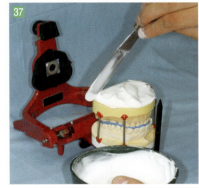
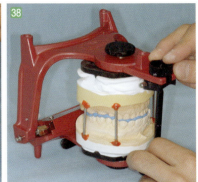
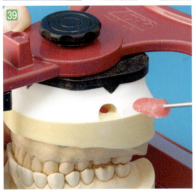
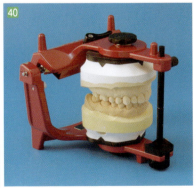

Ⓒ 歯型の分割とトリミング

　ダウエルピンの先付けによって製作された歯型可撤式作業用模型は，クラウン製作のためのワックスパターン形成を容易とするために，支台歯部分を歯列模型から着脱できるように歯型を分割し，支台歯のフィニッシュラインを明示するためのトリミングを行う。この歯型の分割とトリミングを誤ると，歯列模型における歯型と歯列との位置関係（垂直的，水平的）が口腔内と一致しなかったり，製作されたクラウンのマージン部が不足したり，対合関係や隣接関係の不適切なクラウンが製作されてしまうため，慎重に行う必要がある。

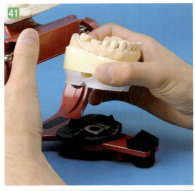
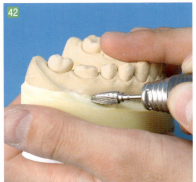
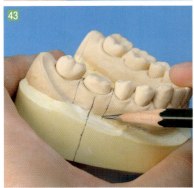
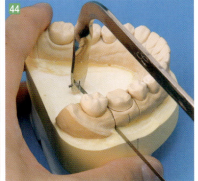
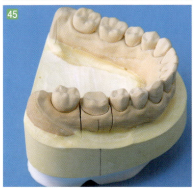
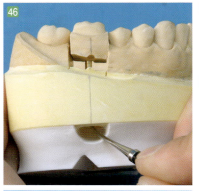
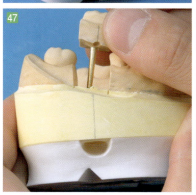
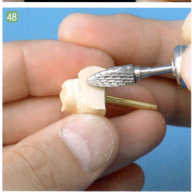

41 片手で咬合器が閉じないように保持して，歯列模型を咬合器下弓のマウンティングプレートから外す．

42 模型の頬舌側面をカーバイドバーを用いて削除し，回転防止溝も含めて一次石膏と二次石膏の境界を明示する．

43 切断部の延長線が近遠心の隣接接触点部にかからないよう，ダウエルピンの植立方向と歯型の切断部を鉛筆で模型側面に記入する．

44 ダイソーを用いて両隣接歯の接触点部や支台歯の辺縁部を傷つけないように注意して切断する．

45 ダイソーによって一次石膏と二次石膏との境界部まで切断し，歯型を歯列模型から分離する．

46 彫刻刀等で模型基底面からダウエルピンの末端を押すことによって，抵抗なく歯列模型から歯型を取り外せることを確認する．

47，48 歯型の切断面が両隣接歯に接触したり，切断面にアンダーカットがあって歯型がスムーズに取り外せない場合には，切断面をカーバイドバーで修正する．ダウエルピンにゆるみがないことを点検する．

49 支台歯のフィニッシュライン周囲の石膏を，径が大きめのラウンドバーで，フィニッシュラインに触れないよう削除する．

50 ラウンドバーで除去できなかった石膏のバリを，デザインナイフを用いて慎重に取り除く．

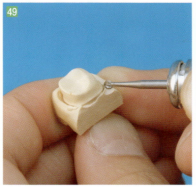
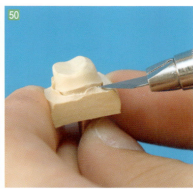

51 フィニッシュライン周囲のエプロン部は2〜3mmとする．

52 フィニッシュラインが明瞭で，損傷もないことを確認した後，軟らかい鉛筆の芯の側面で印記する．フィニッシュラインが1本の連続線となることを確認する．

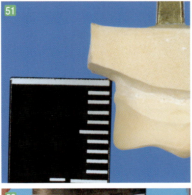
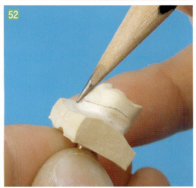

53 歯型を歯列模型に戻した際に，歯型の基底部と二次石膏との間に空隙があってはならない．

54 完成した歯型可撤式作業用模型．

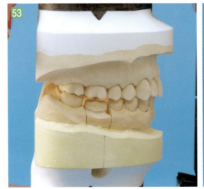
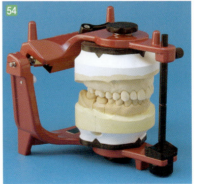

D ダウエルピンの後付けによる製作法

　ダウエルピンを用いて歯型可撤式作業用模型を製作する場合，前述のように，印象面に一次石膏を注入する前に虫ピンでダウエルピンを支台歯相当部に固定しておく方法と，印象面に一次石膏をまず注入し，硬化した後に模型基底面に孔をあけてダウエルピンを植立する方法とがある．このダウエルピンの後付け法は，ダウエルピンの植立本数が多数である場合や，用いた印象材にダウエルピン固定用の虫ピンを刺入するための強度が不足している場合等に用いる．ここではダウエルピンを支台歯と両隣接歯部に後付けで植立して歯型可撤式作業用模型を製作する方法を説明する．

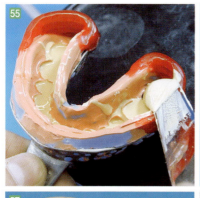
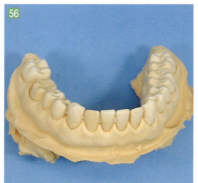

55 印象面に気泡が入らないよう一次石膏を注入する．一次石膏は歯列模型を印象から撤去する際に破損しないよう，多めに注入する．

56 印象から撤去した歯列模型に破折や気泡がないことを点検する．

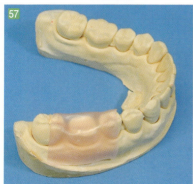
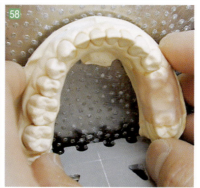

57 支台歯および隣接歯に石膏の混ざった水が付着しないようシートワックスで覆っておく．

58 一次石膏基底面を咬合平面と平行になるようモデルトリマーで削除する．頬舌幅が小さい前歯部の破折や歯冠部の損傷に注意する．

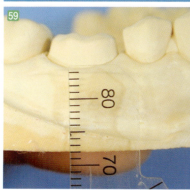
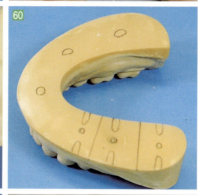

59 模型の厚さが歯頸部から約13 mmとなるように削除する．

60 ダウエルピン植立部とその頬舌側の回転防止溝，そして一次石膏と二次石膏との維持部（アンダーカット付与部）を鉛筆で印記する．

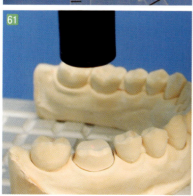
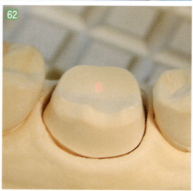

61，62 ダウエルピン植立のための孔をピンデックスシステムによって掘削することができる．ピンデックスの模型台上でライトの位置を支台歯咬合面中央に位置させ，その直下の模型基底部に深さ，太さを規定した孔を専用カーバイドドリルで掘削する．

63 ピンデックスによる孔あけ時には，模型が動かないように両手で押さえながら行う．

64 ラウンドバーでダウエルピン植立孔の頰舌側に回転防止溝を付与する．回転防止溝はアンダーカットとならないよう半円状とする．

65 一次石膏基底面に印記した二次石膏との維持部に，大きめのラウンドバー等を用いてアンダーカットを付与する．

66 ダウエルピンの植立前に，まず瞬間接着材が孔以外に流れないように探針等で孔入口まで誘導して，液を1滴垂らしておく．

67 瞬間接着材を流した孔にダウエルピンを植立する．溢れた接着材はティッシュペーパーで吸い取る．

68 ピンデックスによりダウエルピンが相互に平行に植立されるが，ダウエルピンにゆるみがないことを確認する．

69 ダウエルピン末端部が二次石膏で埋まらないようゴムリングを取りつける．

70 模型の基底面全体が入る適当なサイズのゴム枠を選択し，試適する．模型の一部がゴム枠に入らない場合は模型側面をカーバイドバー等で削除する．

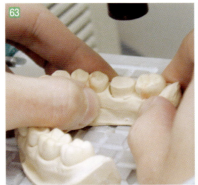
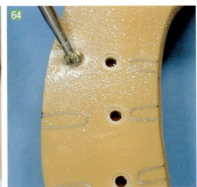
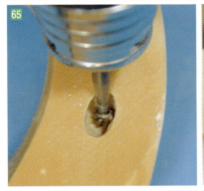
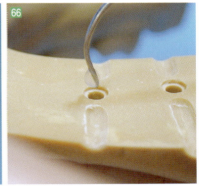
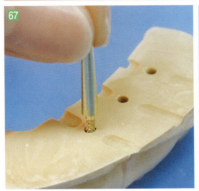
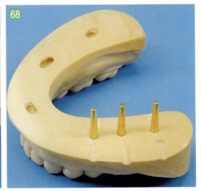
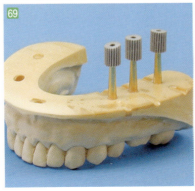
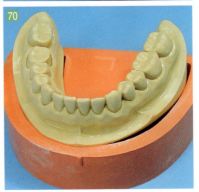

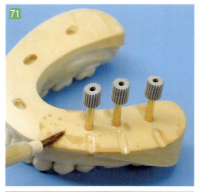
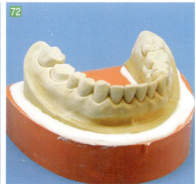
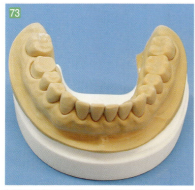
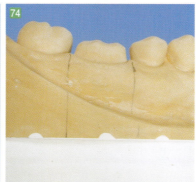
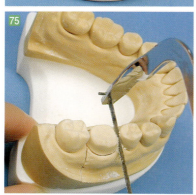
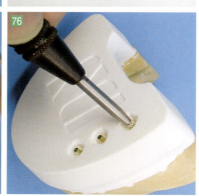
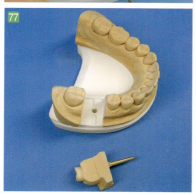
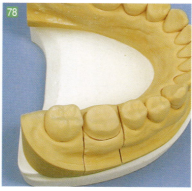

71 一次石膏基底面のダウエルピン周囲に分離材を薄く塗布し，乾燥後，模型全体を吸水させる．

72 一次石膏基底面に付与したアンダーカット部やダウエルピン周囲に二次石膏を盛り，同時にゴム枠にも注入し，手早く両者を合体させる．

73 二次石膏硬化後，ゴム枠から作業用模型を取り出す．一次石膏と二次石膏との境界が明瞭になるよう，カーバイドバー等で模型側面の形態修正を行う．

74 模型側面の回転防止溝が中央となるように歯型切断線を鉛筆で印記する．

75 ダイソーで切断線に沿って切断する．両隣接接触点や支台歯のフィニッシュラインを損傷しないように十分に注意する．

76 切断後，適切な器具で模型基底面に露出しているダウエルピンの末端を押して歯型を取り外す．

77 歯型を歯列模型から取り外して，フィニッシュラインや隣接歯に損傷等がないことを点検する．

78 歯列模型に戻した歯型が回転しないことを確認する．歯型が切断面に接触して取り外せない場合は，隣接歯の模型を歯列模型から取り外せる構造にする．

E ガム付き模型の製作

　支台歯辺縁歯肉部をトリミングした歯型上で製作したクラウンには，歯周組織形態に調和したエマージェンスプロファイルの付与が困難となる．それを解決するためには，失われた支台歯辺縁歯肉部の形態を再現したガム付き模型を製作する必要がある．その製作方法を以下に示す．

　まず，トリミング前の歯列模型をシリコーンゴム印象材で印象してコアを製作する．それを歯型の分割，トリミング後の歯列模型に圧接し，辺縁歯肉部にできた空隙にガム用印象材を注入してガム部を製作する．細部を修正したガムを歯型に戻してガム付き模型を完成させるが，この製作過程ではいくつかの注意事項がある．

79, 80　シリコーンゴム印象材のパテタイプをすばやく混和し，トリミング前の歯列模型を印象してコアを採得する．印象範囲は支台歯の1～2歯隣りまでとし，上下的には一次石膏と二次石膏との境界付近までとする．

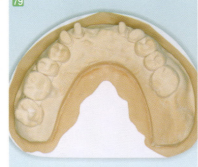
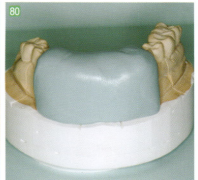

81　歯列模型からコアを撤去する際は，支台歯が破折したり，印象が変形しないよう注意する．コア内面に気泡やしわがないことを注意深く点検し，コアの完成とする．

82　前述の方法で歯型の分割，トリミングを行う．

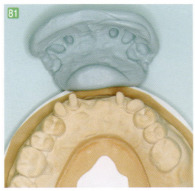
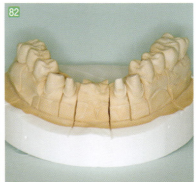

83, 84　支台歯の頰舌側にガム用印象材の注入孔と遁路を付与する．フィニッシュラインを損傷しないよう，ラウンドバーでコア内側の支台歯辺縁歯肉相当部を起始点とし外側に向かって穿孔する．コアが模型に復位することを確認する．

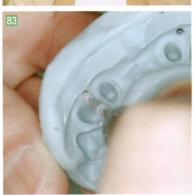
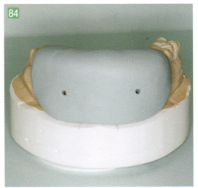

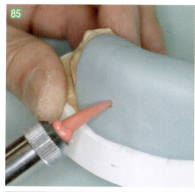
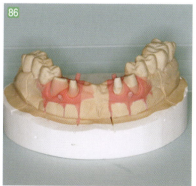

85 コア内面に分離材を薄く塗布し，ガム用印象材を注入する．コアが模型から浮き上がらないよう手でしっかり固定し，印象材が遁路から溢出してくるまでゆっくりと注入する．

86 硬化後，印象材（ガム）と歯型の適合を確認する．

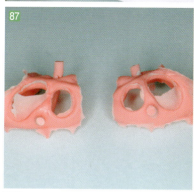
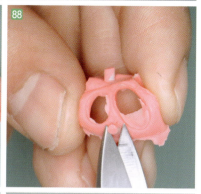

87 歯列模型からガムを取り外し，気泡等がないことを確認する．

88 ガム表面の注入孔や遁路，および支台歯や歯型の切断面等の薄いバリをデザインナイフや金冠バサミ等で慎重に除去し，形態を修正する．

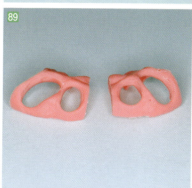
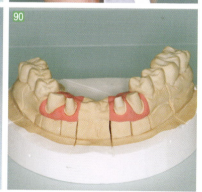

89 ガムにバリの取り残しがないことを点検する．

90 ガムを歯列模型に戻し，歯型に適合しているか，支台歯軸面や歯型の切断面にバリの取り残しがないか，ガムがフィニッシュラインを覆っていないか等を点検し完成とする．

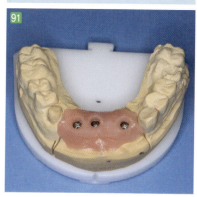
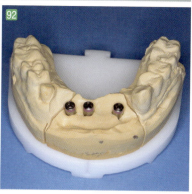

91．92 インプラントの場合，印象採得後にインプラントアナログを装着する印象用コーピング周囲の印象面に分離材を塗布し，ガム用印象材を注入する．硬化後に，残存歯部も含めて石膏を注入してガム付き模型（インプラント補綴部が可撤式）を完成させる．

9 ワックスパターン形成

　ワックスパターン形成は，クラウンの鋳造体の原型をつくる過程で，歯型にワックスを付着し，その後ワックス形成器等を用いて外形や辺縁形態を整え，最終的にワックスパターンをつくり上げる技工操作である．ワックスアップともよばれる．ワックスパターンには，マージンを含めた内面部分の歯型表面との良好な適合が求められるとともに，隣接歯や対合歯との緊密な接触点，そして軸面の適切な豊隆（カントゥア）やエマージェンスプロファイル，歯間鼓形空隙，咬合面の咬頭展開角や咬合小面，溝形態等，適切な外形が付与される必要がある．歯型にワックスを付着させる操作として盛り上げ法，浸漬法，圧接法があり，形態を整え最終的に適切な歯冠形態を付与する操作として彫刻法やドロップオンテクニックがある．

A 盛り上げ法

　盛り上げ法は，溶融したワックスをワックス形成器等のインスツルメント先端に付着させて運び，歯型に盛り上げてクラウンの形態を付与する方法である．操作も比較的容易で特別な機器も不要であるが，ワックスの溶融温度が高いため溶融状態から硬化に至る間のワックスの収縮量が大きいという欠点がある．それを補うためにワックスの盛り上げ，添加，硬化の作業を少量ずつ行う．

1　歯型の辺縁部のトリミングを行った後，フィニッシュラインを印記する．歯型，特に辺縁部が欠けたり摩滅したりしないように歯型表面に石膏表面硬化材を塗布することもある．

2　歯型表面にワックス分離材を塗布する．対合歯や隣接歯にも塗布する．

3　適温に熱したワックス形成器で軟性のワックスを溶かし，歯型の支台歯形成面に薄く一層コーティングするように盛り上げる．

4　コーティングされた軟性ワックスの硬化後，適温に熱したワックス形成器で硬性のワックスを溶融し，少量ずつ盛り上げる．

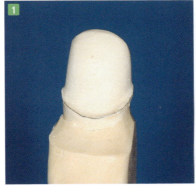
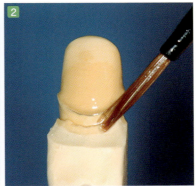
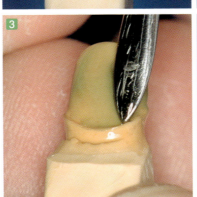
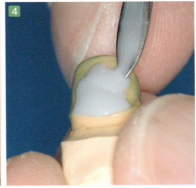

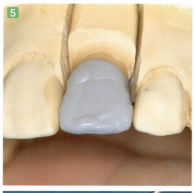
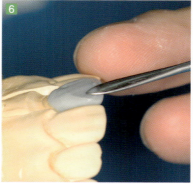

5 溶融した硬性ワックスの添加と硬化,さらに添加の操作を繰り返し,歯冠の概形をつくる.

6 ワックス形成器で唇側の外形を整える.反対側同名歯との対称性や隣接歯の形態を参考にし,唇側面隆線等の細かい形態にも留意する.

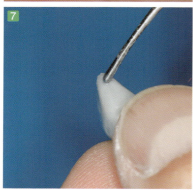
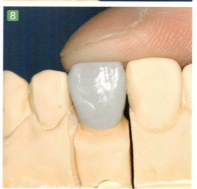

7, 8 隣接面にわずかにワックスを盛り,軟らかいうちに歯列模型に戻し,隣接歯の隣接面形態を圧印する.圧痕部は彫刻刀等で適切な面形態に整える.

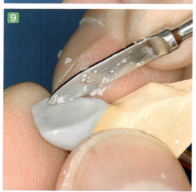
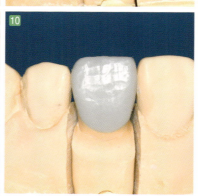

9 舌側面形態を整える.対合歯との咬合接触についても確認し,足りない部分は少量のワックスを添加し,対合歯の圧痕をつけて彫刻刀等で修正する.過高部分は彫刻刀で削り取るか,軟化して調整する.

10 唇側から形態を確認する.

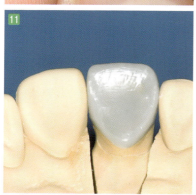
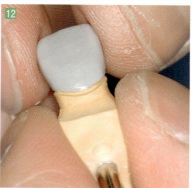

11 接触点の位置,鼓形空隙の形状,近遠心隅角の特徴等が適切であることを確認する.

12 近遠心面を親指と人差し指で挟み込むように保持し,歯型を保持している手の親指と人差し指の先端どうしで密着させ,徐々に指を曲げると上手に外れる.

9. ワックスパターン形成　109

13　内面にしわがないことを確認する．しわの部分は外側からワックス形成器等で軟化し，指で圧接することにより修正する．

14　ワックスパターンを歯型に慎重に戻し，対合歯との接触状態を咬合紙で確認する．ワックスパターンが破折しないように注意する．

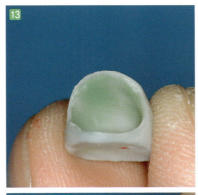
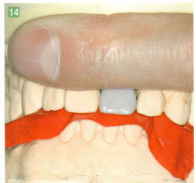

15　接触が強すぎる場合は，印記された部分を彫刻刀等で削り取る．

16　マージン部の適合調整を行う．辺縁部分を約0.5 mmの幅でワックス形成器等で軟化し，圧接する．この操作の前にワックス分離材を再度歯型表面に塗布しておく．

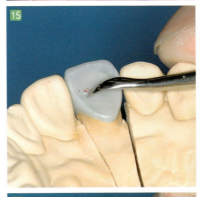
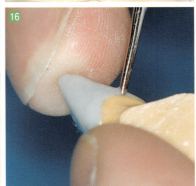

17, 18　フィニッシュラインからはみ出したワックスを除去し，辺縁を適合させる．適正なエマージェンスプロファイルを整える．

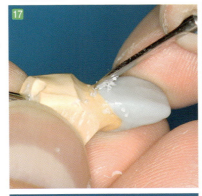
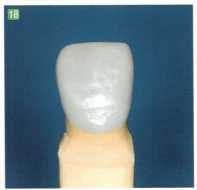

19, 20　さまざまな角度からワックスパターンを観察し，歯冠の豊隆，鼓形空隙，マージンの適合，歯頸部のエマージェンスプロファイル，隣接面の接触等の要件を満たしていることを確認して，歯冠形態の完成とする．

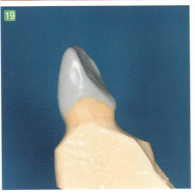
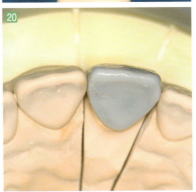

B 浸漬法

　溶融して液状になったワックスに歯型を浸漬してから引き上げることにより，歯型表面にワックスの層をつくり，それを繰り返すことによりワックスの厚さを増して形成する方法で，ディッピング法ともいう．薄層が破損しないよう粘性と靭性を備えた浸漬法用のワックスを用いる．最終的なワックスパターンの外形はワックスの彫刻や添加により仕上げる．操作は比較的簡単で，パターン内面はきれいに仕上がり，しわ等は生じにくい．しかし，溶融状態から硬化までの温度変化が大きく，盛り上げ法，圧接法に比べて硬化収縮が大きい．歯型との付着面の一層だけを浸漬法でつくり，ワックスパターン形状の大部分を盛り上げ法でつくる手法もある．

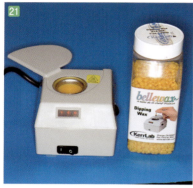
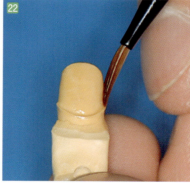

21　ワックス溶融用の電気加熱装置と粘性，靭性の高い浸漬法専用ワックス．

22　フィニッシュラインを鉛筆で印記した後，歯型表面にワックス分離材を塗布する．歯型表面に石膏表面硬化材を塗布することもある．

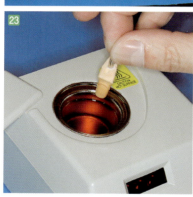
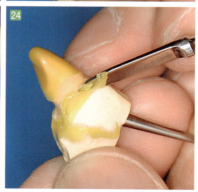

23　溶融ワックスに歯型を浸漬した後，引き上げる．ワックス溶融の設定温度が高いと一度の浸漬でできるワックスの層は薄くなり，温度が低いと厚くなる．

24　フィニッシュラインの外側の余剰ワックスを取り除く．

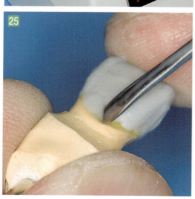
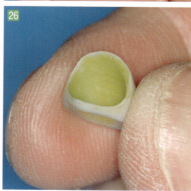

25，26　必要なワックスの層ができるまで浸漬と引き上げ，ワックス硬化の操作を繰り返す．ワックスパターンの外形，辺縁部はワックスの盛り上げや彫刻により仕上げる．

C 圧接法

圧接法とは，軟化させたワックスを歯型に圧接し，ワックス塊を彫刻して形態を付与するワックスパターン形成法である．

ワックスは軟化温度が低く，収縮の小さいものを使用し，ワックス全体が同じような温度分布になるようにする．一度に多量のワックスを軟化するため内部応力が残留しやすく，その応力が解放されることによって，ワックスパターンの変形が生じやすい．変形を可能なかぎり防止するには，ワックスが完全硬化するまで圧接を続けることと，手際のよい作業が必要となる．

27 鉛筆もしくはシャープペンシルを使用し，フィニッシュラインを軽いタッチで細く連続性のある線で描く．

28 ワックス分離材を歯型表面に薄く確実に，フィニッシュラインを越えた部分まで塗布する．

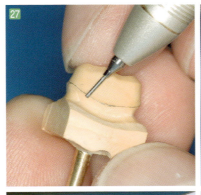
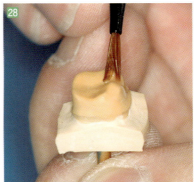

29 ワックスを軟化させる．炎の先端部にワックスを間歇的にかざし，徐々に軟化させ，溶けてはいないが硬化もしていない状態を目指す．

30 軟化したワックスの表面のつやがなくなったところで支台歯に圧接する．

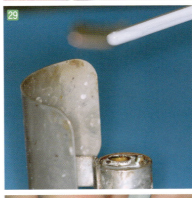
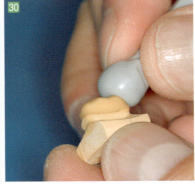

31 適量の軟化したワックスをフィニッシュラインを越える部分まで支台歯全体に圧をかけながら，完全硬化まで圧接し続ける．

32 硬化後は，インスツルメントでフィニッシュラインを越えた余剰部をトリミングする．

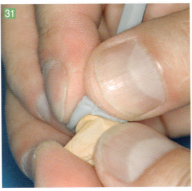
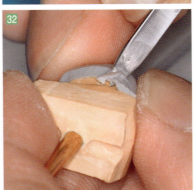

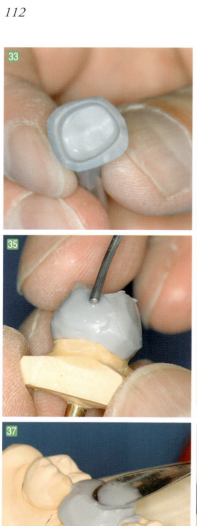
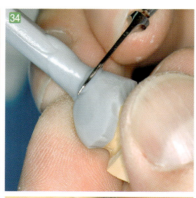

㉝ 一度ワックスを支台歯から外し，内面にしわがなく，マージン部が明瞭で，支台歯形態が確実に印記されていることを確認する．
㉞ 余剰なワックスをインスツルメントで切断する．

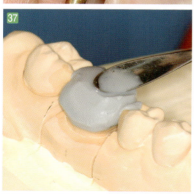
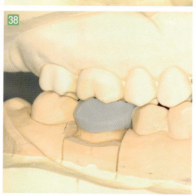

㉟ 熱したインスツルメントで，隣接歯との接触部を軟化し，歯型ごと作業用模型に戻す．
㊱ ワックスパターンを咬合面部からしっかりと押し，歯型が作業用模型に復位していること，隣接歯と接していることを確認する．

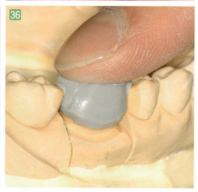
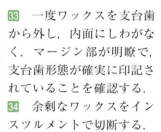

㊲ 対合歯にワックス分離材を塗布した後，熱したインスツルメントで，咬合面部全体を一度軟化させる．
㊳ すばやく咬合器を閉じ，対合歯と咬合させる．

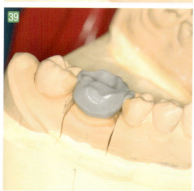
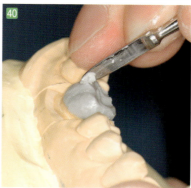

㊴ 対合歯の咬合面形態が確実に印記されていることを確認する．
㊵ 対合歯との被蓋関係に注意しながら解剖学的形態の付与，エマージェンスプロファイルの付与等，軸面の形成を行う．

41 印記された対合歯の咬合面形態から，解剖学的形態を参考に咬合面形態を彫刻し付与する．
42 歯型を作業用模型に戻し，咬合紙を用いて対合歯との接触点を印記する．その際，他歯の咬合接触も注意して確認する．

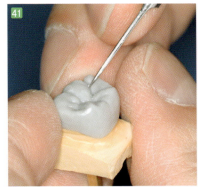
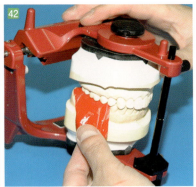

43 目的とする咬合接触関係となるよう，咬合紙を用いた接触点の印記と，インスツルメントを用いた調整を繰り返す．不足部にはワックスを追加し調整する．
44 調整後の咬合面形態．

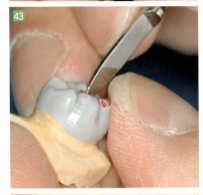
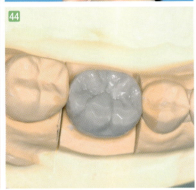

45 咬合面の調整終了後，対合歯との接触関係を隣接歯も含め再度確認する．
46 一度ワックスパターンを歯型から浮かせ，ワックスパターンのマージン部の形態，適合状態，過不足を確認する．

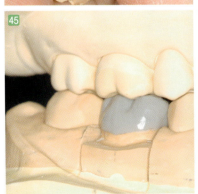
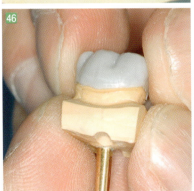

47 インスツルメントを用いてマージン部のワックスを軟化もしくは追加し，マージン部の修正を行う．
48 隣接接触点相当部のワックスを，インスツルメントを用いて軟化する．

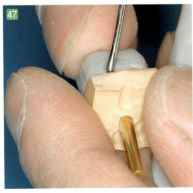
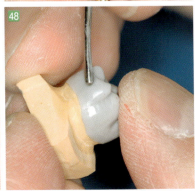

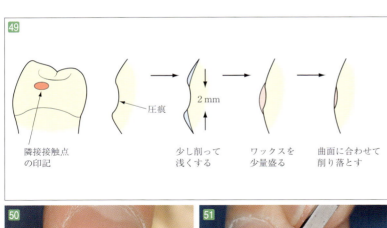

49 隣接接触点の形態付与方法を示す．詳細は**50**〜**52**を参照のこと．

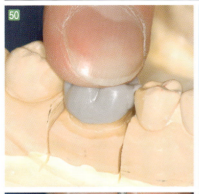
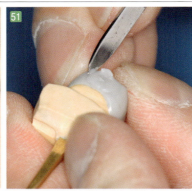

50 隣接接触点相当部のワックスを軟化後，歯列模型に戻し，ワックスパターンに隣接歯の圧痕を印記する．

51 頬舌的に2mm幅の圧痕となるよう，その周囲のワックスを削除し，**49**のとおり形態修正する．

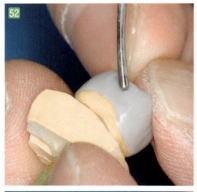
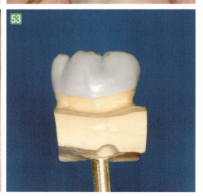

52 圧痕部に軟化したワックスを少量盛り，曲面に合わせて形態を整える．

53 表面は，綿棒やきめの細かい布等で，付与した形態が変化しないよう注意しながら研磨し，ワックスパターンを完成する．

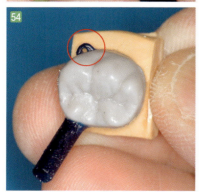
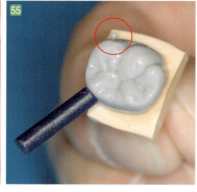

54，**55** 誤飲・誤嚥防止用にフロス等が通せるようなリムーバルリングや，口腔内で調整時に支台歯からの除去が容易に行えるようリムーバルノブを，口腔内で違和感の少ない箇所に必要最低限の大きさで付与する．

D ドロップオンテクニック

　ドロップオンテクニックは，盛り上げ法に分類されるワックスパターン形成法で，ワックスコーンテクニックともいわれる．

　歯冠を構成する要素ごとにワックスパターン形成を行っていくため，術者が意図した咬合接触関係を与えることが可能で，機能的な咬合面形態を付与することができる．各構成要素の盛り上げには異なる色のワックスを用いるのが一般的で，少量のワックスを添加していくため，ワックス内部の応力は大きく残留することがなく，形成後の変形が少ない利点がある．

56　支台歯全体に可及的に薄く，均一に溶かしたワックスを塗布する．
57　断面が円形の鋳造用ワックスを圧接し，辺縁隆線部を形成する準備をする．

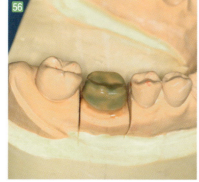
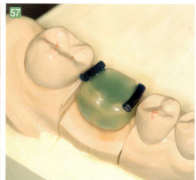

58　専用のインスツルメントを用い，各機能咬頭の位置にコーンを盛り上げる．
59　機能咬頭のコーンの盛り上げは，作業側および非作業側における対合歯との咬合接触関係によってその高さと方向を決定する．

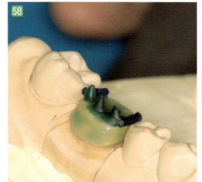
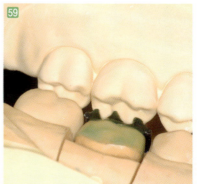

60　患者固有の咬合接触関係を再現するには調節性咬合器を使用する．
61　非機能咬頭のコーンも対合歯との接触関係を確認しながら高さと方向を決め盛り上げる．

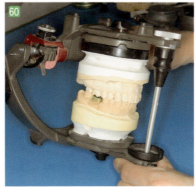
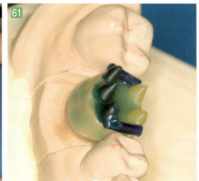

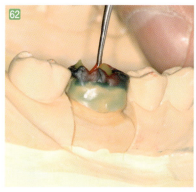
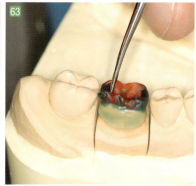

62 近遠心咬頭隆線付与のため各コーンに近遠心よりワックスを盛り上げ，同時に辺縁隆線部も付与する．

63 三角隆線付与のため小窩相当部から各コーンにワックスを盛り上げ，内斜面を形成する．

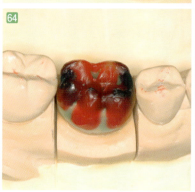
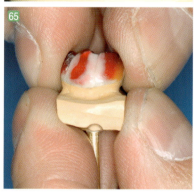

64 頰舌側のカントゥアリッジ付与のため，各咬頭頂より歯頸部へワックスを盛り上げ，さらにラインアングルも付与する．

65 各構成部間のスペースを埋めた後，歯型からワックスパターンが取り外せることを確認する．

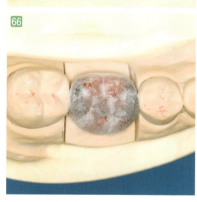
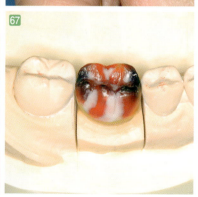

66 咬合面にベビーパウダーを一層塗布し，咬合接触状態を確認（輝点部が接触部）し，調整する．

67 表面は，綿棒やきめの細かい布等で，付与した形態が変化しないよう注意しながら研磨し，ワックスパターンを完成する．

コラム3

「ワックスパターン形成法」の理解のために

　クラウンやブリッジの一部または全体を鋳造操作によって製作する際には，おもにインレーワックスによる「鋳造原型の製作」，すなわちワックスパターン形成が行われる．

　本書ではワックスパターン形成法として，盛り上げ法，浸漬法，圧接法およびドロップオンテクニックを挙げた．しかし，他の書誌等では「圧接法」と「彫刻法」を並列して記載するなど，学生に混乱を来たしかねない．ワックスパターン形成は，歯型にワックスを付着させるステップと，ワックス形成器を用いて形態を整えるステップの総称といえる．はじめのステップとして，盛り上げ法，浸漬法，圧接法およびそれらの併用法があり，後のステップとして，彫刻法やドロップオンテクニックに代表される盛り上げ法がある．

10　埋没・鋳造・模型上の調整・研磨

A　埋　没

　ワックスパターンを金属に置き換えるために，埋没材にワックスパターンを包埋する作業を埋没という．埋没後の鋳造リングを加熱して，ワックスを焼却した鋳型をつくり，融解した歯科用金属を鋳込むことでクラウンを製作するのがロストワックス法である．鋳造後のクラウンの適合性を確保するためには，形成したワックスパターンを変形させることなく埋没し，鋳造による金属の凝固収縮を補償する必要がある．ワックスパターンは，歯型に長時間放置することで内部応力が解放され，変形を防ぐことができる．

　埋没材は，低温鋳造用（融点1,000℃以下）の石膏系埋没材（クリストバライト埋没材，石英埋没材）と，陶材焼付用合金等の高温鋳造用のリン酸塩系埋没材に分類される．鋳造用合金の凝固収縮を補償するのは主として埋没材の加熱膨張であるため，埋没操作の良し悪しは鋳造体の適合精度にとって重要である．埋没前の準備として，ワックスパターンの形態を損なわない肉厚部にスプルーを植立し，円錐台（フォーマー）に固定する．鋳造リング内面にはライニング材（キャスティングライナー）を裏装し，鋳造リングによる埋没材の加熱膨張の抑制を減少させる．ワックスパターンにはぬれ性の向上のために界面活性剤を塗布し乾燥させる．気泡の混入に注意しながら埋没材を練和してリングに注入し，硬化後に円錐台を外し，リングの底面を平坦にして埋没材の乾燥を行う．

1　融解された金属の湯道となるスプルーを，湯流れがスムーズで咬合関係が損なわれない部位（非機能咬頭外斜面）に植立する．

2　円錐台（フォーマー）のほぼ中央で，ワックスパターン底部とリング底との距離を6〜8mm確保し，ワックスで固定する．

3，4　埋没材の硬化膨張や加熱膨張の自由化，鋳型の保温，鋳造後の埋没材撤去の容易化等の目的で，鋳造リング内面をキャスティングライナーで裏装する．ただし，リング内面の上3mm程度は裏装しない．

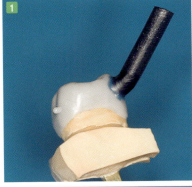
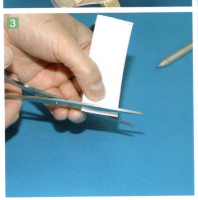
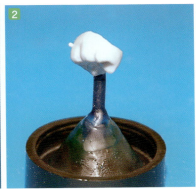
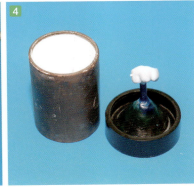

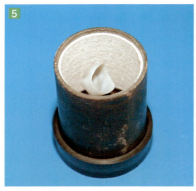
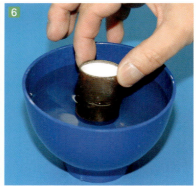

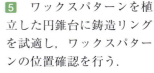
5 ワックスパターンを植立した円錐台に鋳造リングを試適し，ワックスパターンの位置確認を行う．

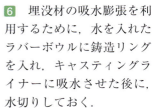
6 埋没材の吸水膨張を利用するために，水を入れたラバーボウルに鋳造リングを入れ，キャスティングライナーに吸水させた後に，水切りしておく．

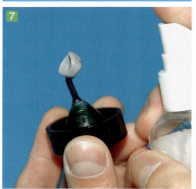
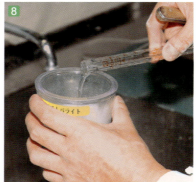

7 埋没材とのぬれをよくし，界面での気泡付着を防止するため，ワックスパターンに界面活性剤を噴霧あるいは塗布する．

8 計量カップを用いて室温水を計量する．埋没材を適正な混水比で練和することは，適正な鋳造収縮の補償を行うために重要である．

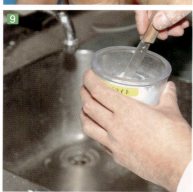
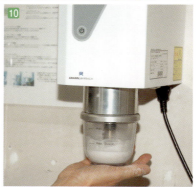

9 適正な混水比に計量した埋没材の粉末と室温水を，あらかじめ手練和でなじませる．

10 続いて，真空練和器を用いて埋没材泥の気泡を抜き取り，鋳型面を緻密で滑沢とするために減圧下で練和を行う．

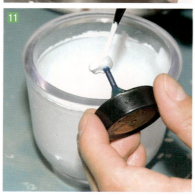
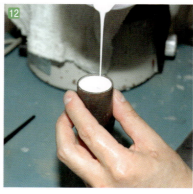

11 ワックスパターン周囲に，小筆等，先端の軟らかい小型のインスツルメントを用い，少量の埋没材泥を一層塗布する．

12 鋳造リングを設置し，気泡混入に注意しながらリング内壁に沿うようにリング内に流し込む．

13, 14 埋没材硬化後，埋没材の通気性確保と鋳造時のリングの安定化をはかるために，鋳造リング底部の余剰埋没材をナイフ等で平坦にする．スプルー線が金属製の場合は，ワックス焼却前に必ず除去してから乾燥させる．

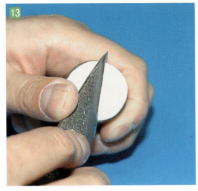 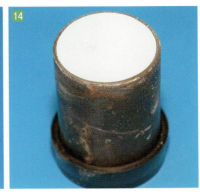

B 鋳造（遠心鋳造）

　埋没されたワックスパターンを電気炉（ファーネス）で加熱して焼却し，鋳型をつくる．鋳型内に融解した金属を鋳込む作業を鋳造という．歯科の鋳造ではロストワックス法が行われている．鋳造方法は，鋳造圧の種類によって遠心鋳造法，加圧鋳造法，吸引鋳造法に分類され，これらを併用した鋳造法も臨床応用されている．金属融解法には，ブローパイプによるガス炎，高周波誘導融解，アーク融解等がある．本項では，最も一般的なブローパイプによるガス炎で金属を融解後に，遠心鋳造を行う方法について説明する．

15 電気炉（ファーネス）内で，ワックスの焼却と加熱膨張を確保するために鋳造リングを加熱する．金属融解用のるつぼも加熱する．加熱温度と時間は埋没材の種類により異なる．

16 減温を避けるために，るつぼは金属融解の直前に鋳造機にセットする．

17 クラウンブリッジの鋳造用金属として多用されている金銀パラジウム合金．

18 金銀パラジウム合金の融点は1,000℃以下のため，融解にはブローパイプ（ガスと空気）を利用できるが，金属が酸化されやすいため，ガスと空気を調節し還元炎で行う．

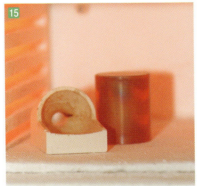 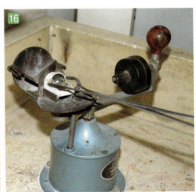
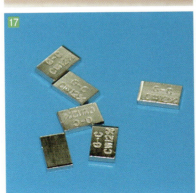 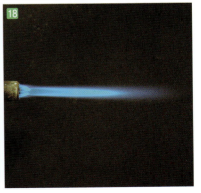

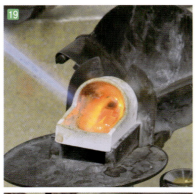 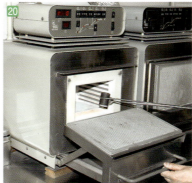

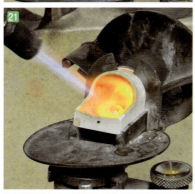 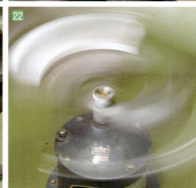

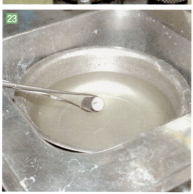 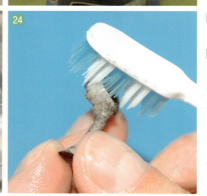

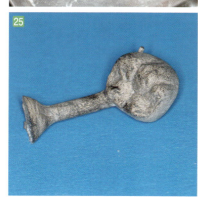 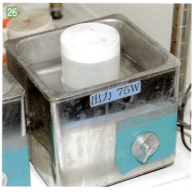

[19] るつぼ内に必要量の合金を置き，ブローパイプの還元炎であらかじめ加熱しておく．

[20] その後，電気炉（ファーネス）内から加熱した鋳造リングを取り出し，鋳造機にセットする．

[21] 金属の酸化膜生成の防止や融解金属中の酸化物除去のためにフラックスを加える．合金がるつぼ内で一塊となり，球状に軽く動き出すまで融解する．

[22] 鋳造機のアームを一気に回転させ，遠心力により融解金属を鋳型内に流し込む．

[23] 鋳造を完了したリングを水中に投入する．

[24] 冷却後に埋没材から鋳造体を割り出し，鋳造体に付着した埋没材をスチームクリーナーやサンドブラスターを使用し，さらにブラシ等を使用して流水下で完全に取り除く．

[25]，[26] 鋳造体表面の酸化膜は，金銀パラジウム合金では10〜20％の硫酸溶液や市販の酸処理剤に酸浴させて除去する．その際に超音波洗浄器の併用や酸処理剤を温めると効果的である．

27 酸処理終了後の鋳造体.
28 金銀パラジウム合金では，400～450℃で5～10分間加熱後に，室温まで徐冷する硬化熱処理を行うことで，機械的性質の改善をはかることができる．

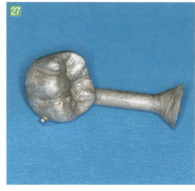
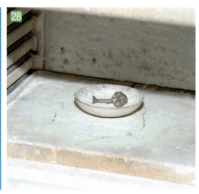

C 模型上の調整

鋳造終了後のクラウンは，融解した金属の湯道であるスプルー部を切断し，クラウン内面の小突起の有無を確認し，小突起がある場合は除去してから歯型に戻し適合状態を確認する．歯型への適合確認は，クラウン辺縁部が歯型辺縁部にマークしたフィニッシュラインの位置にあり過不足がないか，全体の適合状態は良好か，等をチェックする．また，作業用模型上で隣接接触関係，咬合接触関係を適切に調整することにより，口腔内試適時の調整が少なくなる．

29 ディスクを用いて，鋳造体を傷つけないように十分注意しながらスプルーを切断する．
30 スプルーの切断部はカーボランダムポイントやサンドペーパーコーンを用いて概形の修正を行い，周囲と移行的に荒研磨までしておく．

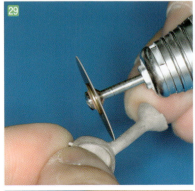
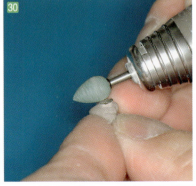

31 クラウン内面に小突起がないことを確認する．
32 歯型にクラウンを試適し，辺縁部の適合状態を確認する．その際，石膏が金属によって削れるのを防ぐため，圧を加えすぎないように注意する必要がある．

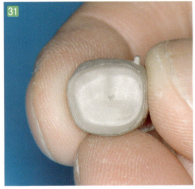
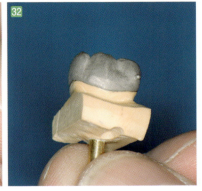

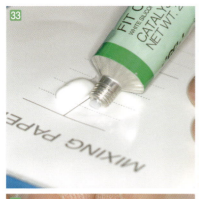
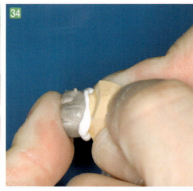

33, 34 歯型への辺縁適合が不十分な場合は，クラウン内面の適合検査を行う．紙練板上で等長のホワイトシリコーン（フィットチェッカー）のベースとキャタリストをすばやく練和後，クラウン内面に満たし歯型に圧接する．

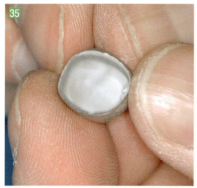
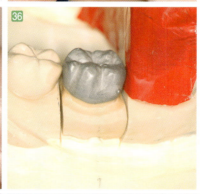

35 過度に当たっている箇所では金属が露出するため，その部位を選択的に削り，適合検査材が薄く均一となるようにする．

36 隣接部に咬合紙を挟み接触部位を印記する．

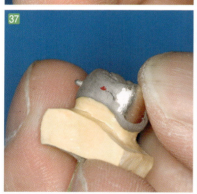
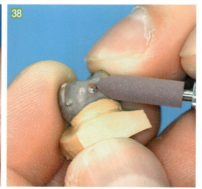

37, 38 咬合紙で印記された接触部を選択的に調整する．その際，粗いポイントを使用すると接触点がなくなる危険があるため特に注意し，茶色のシリコーンポイント等で慎重に行う．必要があれば隣接面の形態修正を行う．

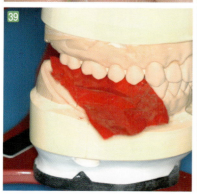
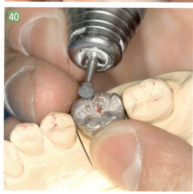

39, 40 隣接接触点の調整を終え，歯型が歯列模型に適合したのを確認したら，咬合調整を行う．咬合紙を上下顎歯列模型間に挟み，咬頭嵌合位で咬合させ，早期接触部位を調整して隣接歯の咬合接触と同等になるようにする．つぎに偏心咬合位での調整を行う．

D 研磨

　クラウンは口腔内に装着されるため，表面を滑沢に研磨する必要がある．クラウン表面を研磨することは，プラークや食物残渣の付着防止（衛生的），舌や頬粘膜の異物感防止（感覚的），口腔軟組織の損傷防止（生物学的），金属の腐食防止（化学的），変色や着色防止（審美的）等の意義がある．研磨は原則的に，粒子の粗いものから細かいものへと段階的に行い，大きな傷をより小さくして最終的に鏡面のようにするものであり，方法としては機械研磨法と電解研磨法がある．本項では，機械研磨法について解説する．

41　歯型に戻したクラウンの研磨に使用するポイント．右上からサンドペーパーコーン，カーボランダムポイント，シリコーンポイント（茶），シリコーンポイント（青）．

42　まずマージン部を研磨する．

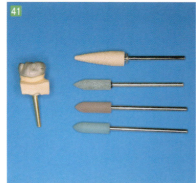
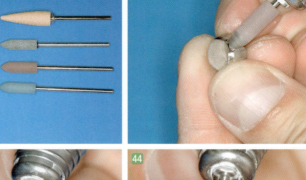

43，44　咬合面部（43），軸面部（44）を順次，粗いポイントから細かいポイントで研磨していく．クラウンの形状に合わせたポイントを選択し，中研磨（シリコーンポイント）まで行っておく．

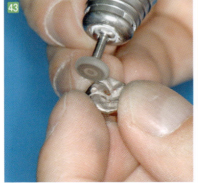
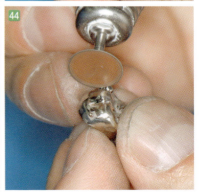

45，46　咬合面の小窩裂溝を，極細のラウンドバーやホワイトポイントで明示する．その際はクラウン咬合面の穿孔を防止するために，金属の厚さをメジャリングデバイス等で確認しながら行う．

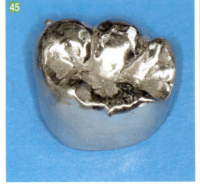
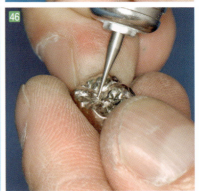

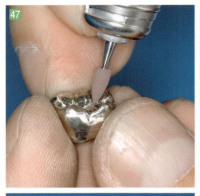
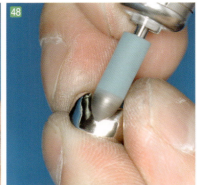

47 咬合面の形態修正はカーボランダムポイントで行い，続いてサンドペーパーコーン，シリコーンポイント（茶→青）の順に行う．

48 マージン部は，金属の厚みが薄くなりやすいため研磨のしすぎに注意する．

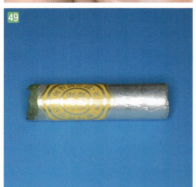
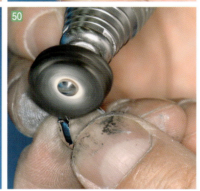

49 金属のつや出し研磨材として使用するルージュ．酸化クロムや酸化鉄を油脂で練り固めたものである．

50 チャモイスホイールやバフにルージュをつけて，クラウン全体をつや出し研磨する．

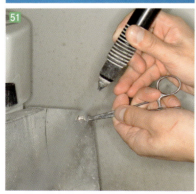
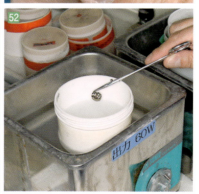

51，52 研磨終了後に，クラウンに付着したルージュの残渣を除去するため，スチームクリーナーや超音波洗浄器等を用いて清掃する．

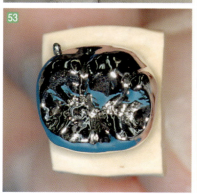
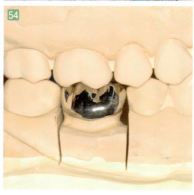

53 完成したクラウンを歯型に戻した状態．

54 咬合器に装着した歯列模型上で，クラウンの軸面形態，隣接接触関係，咬合接触関係の最終チェックを行う．

11 レジン前装冠の製作

A ワックスパターン形成

　レジン前装冠は，外観に触れる部分を歯冠色材料としてレジンで前装し，支台歯と適合する部分を金属で製作した補綴装置である．そのため，歯冠色材料による審美性および金属による強度を兼ね備えている．前歯部から大臼歯部に適用可能であり，またブリッジの支台装置としても応用可能である．

　レジン前装冠のメタルコーピングを製作する際に，ワックスパターン形成が必要となる．代表的な前装冠である陶材焼付冠とは，メタルコーピングデザイン（前装範囲）および前装面へのリテンションビーズの付与等の点が異なる．隣接接触点はメタルコーピングと前装部の境界部に設定する．また，金属とレジンの機械的嵌合力を獲得するために，ワックスパターンの前装面に球状のリテンションビーズを付与する．

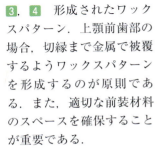
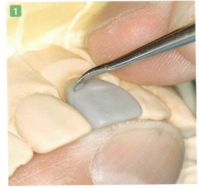
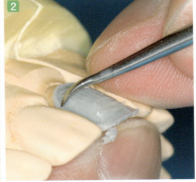

1, 2　前装部の窓開け（カットバック）．歯冠全体のワックスパターンを形成した後，彫刻刀の丸曲刀を用いてワックスパターンの唇側のワックスを削合する．その際に，前装面のワックスパターンの厚さに注意する．

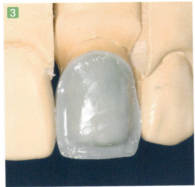
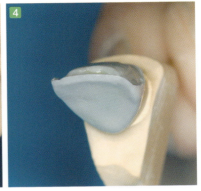

3, 4　形成されたワックスパターン．上顎前歯部の場合，切縁まで金属で被覆するようワックスパターンを形成するのが原則である．また，適切な前装材料のスペースを確保することが重要である．

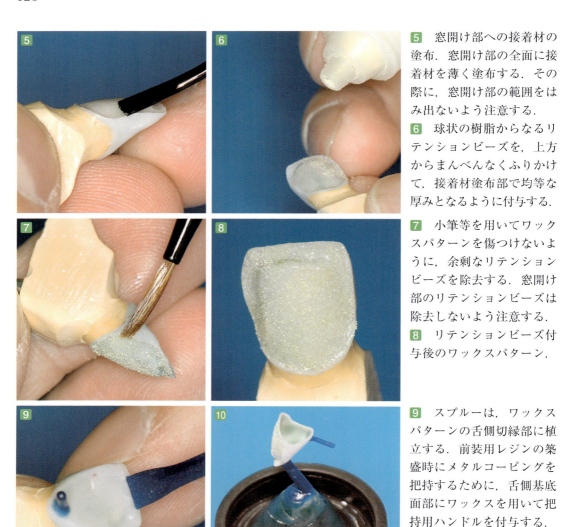

5 窓開け部への接着材の塗布．窓開け部の全面に接着材を薄く塗布する．その際に，窓開け部の範囲をはみ出ないよう注意する．

6 球状の樹脂からなるリテンションビーズを，上方からまんべんなくふりかけて，接着材塗布部で均等な厚みとなるように付与する．

7 小筆等を用いてワックスパターンを傷つけないように，余剰なリテンションビーズを除去する．窓開け部のリテンションビーズは除去しないよう注意する．

8 リテンションビーズ付与後のワックスパターン．

9 スプルーは，ワックスパターンの舌側切縁部に植立する．前装用レジンの築盛時にメタルコーピングを把持するために，舌側基底面部にワックスを用いて把持用ハンドルを付与する．

10 湯（融解金属）の流れを考慮して，ワックスパターンを円錐台に植立する．

B 鋳造体の処理

　鋳造体の処理として，前装面の辺縁部の調整および前装面に対する前処理が必要である．前装面に対して，まず機械的嵌合力を得るためにアルミナ（酸化アルミニウム）粒子を噴射し，前装面を粗造にする．その後，化学的な維持力向上のために，機能性モノマーを含んだ金属接着プライマーによる処理を行う．これらの前処理は，レジン前装冠の前装部の破損，破折の発生を防止するために，必須の操作である．

11. レジン前装冠の製作　*127*

11 鋳造後に，前装面（リテンションビーズ間）に残余している埋没材を，超音波洗浄で除去する．前装面以外の箇所は，通法に従って中研磨を行う．

12 舌側面に対して，模型上で咬合調整後に中研磨まで行う．

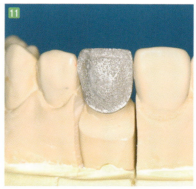 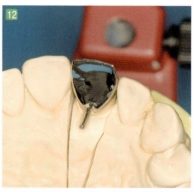

13 前装面の辺縁部は，ラウンドバー，インバーテッドコーンバー等を用いて幅0.5 mm程度削合し，平坦な面を形成する．これは，色調再現および金属とレジン境界部の作業性に関係する．

14 辺縁部調整終了後のメタルコーピング．

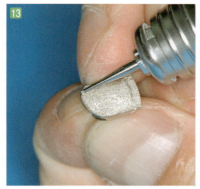 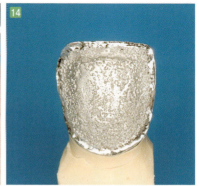

15 前装面の辺縁部調整後に，スチームクリーナーを用いて切削片や油分等を洗浄する．

16 スチームクリーナーで洗浄後，メタルコーピング表面を酸処理することで，酸化膜を除去する．

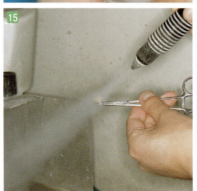 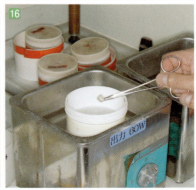

17 前装面の接着阻害因子の除去および表面の粗造化を目的とし，前装面に対してアルミナ粒子を噴射する．

18 その後，金属とレジンの化学的な維持向上のために，金属接着プライマーを塗布する．その際，使用する合金に適したプライマーを選択する．

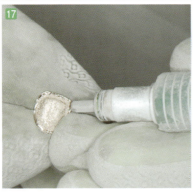 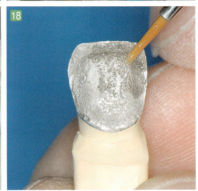

C　レジンの築盛および重合

　前装面へのレジンの築盛, 重合は, 積層により行う. まず, 金属色の遮蔽および歯冠色の基礎となるオペークレジンを塗布する. その後, サービカル色レジンを歯頸部付近に築盛, 重合する. ついで, 前装部の色調再現の基調となるデンティン色レジンを築盛, 重合する. さらに, 切縁部分にエナメル色レジンを築盛, 重合し, 透明性や切縁の質感を表現するとともに最終形態を付与する.
　なお, 現在のレジンは, 光重合方式が主流である.

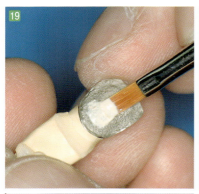
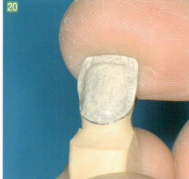

19, 20 金属色の遮蔽のためのオペークレジンを前装面に塗布する. 筆を用いてリテンションビーズの間隙に浸透させるようにむらなく塗布する.

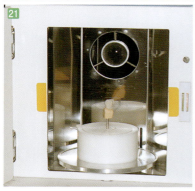
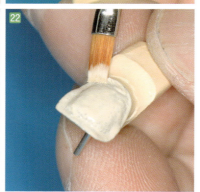

21 使用するレジンを所定の条件下で, 技工用光線照射器を用いて重合する.
22 重合後, 再度オペークレジンを塗布し, 金属色を遮蔽するまで繰り返す.

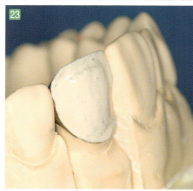
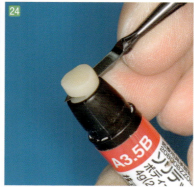

23 オペークレジン重合後の前装部. 金属色が遮蔽されていることを確認する.
24 デンティン色レジンのペーストを築盛用のインスツルメントで適量採取する.

11. レジン前装冠の製作　129

25，26　デンティン色レジンを気泡を混入しないようにインスツルメントで築盛し，歯冠の形態を付与する．

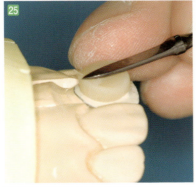
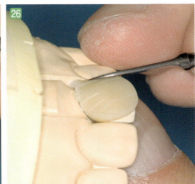

27，28　前装面の辺縁部のレジンをインスツルメントで圧接し，移行的に築盛する．形態を考えながら，余剰なレジンを外に押し出すように圧接する．

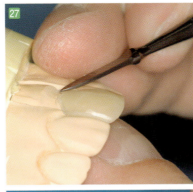
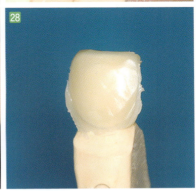

29，30　余剰なレジンをインスツルメントで除去し，金属面と移行的に仕上げる．

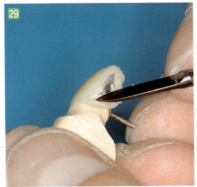
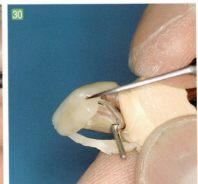

31，32　切縁部の歯の構造を模倣し，指状構造を再現するため，切縁部に細かく刻みを形成する．その上にエナメル色レジン築盛することで，光が乱反射を起こし指状構造が再現される．

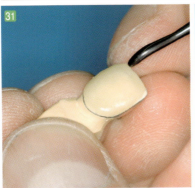
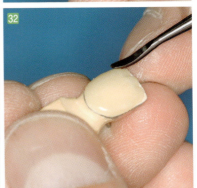

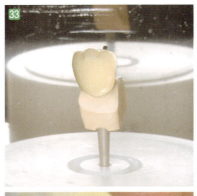 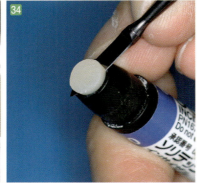

33 デンティン色レジンの築盛後,技工用中間重合器(予備重合器)を用いて重合させる.後にエナメル色レジンを築盛,重合するため,デンティン色レジン表面に未重合層を残す.

34 エナメル色レジンのペーストを築盛用のインスツルメントで適量取る.

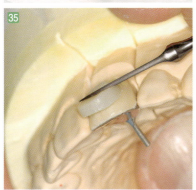 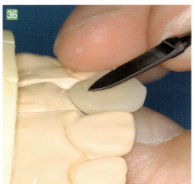

35,36 デンティン色レジンの上にエナメル色レジンを築盛する.レジン内に気泡を混入しないようにインスツルメントを押し付けながら築盛する.

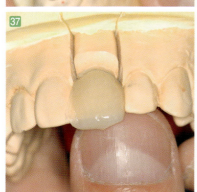 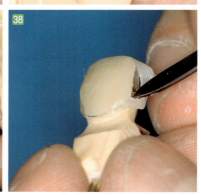

37 切縁部にレジンを築盛する際に,舌側に指を添えると形態を付与しやすい.

38 前装面の辺縁部でレジンと金属面を移行的にするために,余剰なレジンをインスツルメントを用いて除去する.

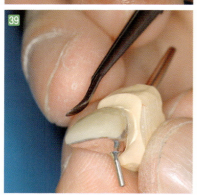 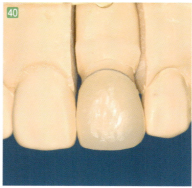

39,40 前装部の形態を付与する.前装部のレジンは,重合後に行う形態修正,研磨を行うことを考慮に入れ,実際よりも少し大きめに築盛する.

41 技工用重合器を用いて最終重合を行う．使用するレジンの重合システムを遵守して重合を行い，レジンの物性を発揮させる．
42 最終重合後のレジン前装冠．

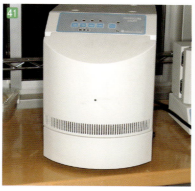
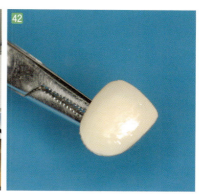

D 形態修正，研磨

　現在の前装用レジンは，フィラーの含有量が多く，マトリックスレジンの組成が改善され架橋の密度も向上している．そのため形態修正および研磨には，陶材に準じた器材と方法を使用する．形態修正，荒研磨には，ダイヤモンドポイント，カーバイドバーおよびカーボランダムポイントを使用する．中研磨には，シリコーンポイントを使用する．仕上げ研磨には，ルージュやダイヤモンドの細粒子を含んだペースト等を使用し，柔らかいバフやチャモイスホイール等を用いて低，中速回転でつや出し研磨を行う．

43 ダイヤモンドポイント，カーバイドバーおよびカーボランダムポイント等を使用して，レジン表面の未重合層を除去しつつ歯冠形態を整える．
44 切縁部の余剰なレジンを除去する．

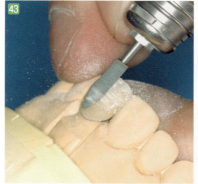
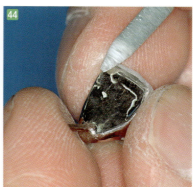

45, 46 形態修正後，隣接歯の形態等を参考に歯冠形態を確認する．さまざまな方向から，切縁の長さ，隅角の形態，豊隆等を確認する．

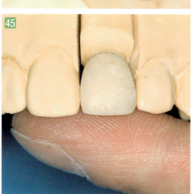
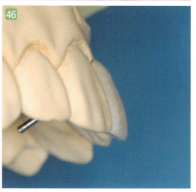

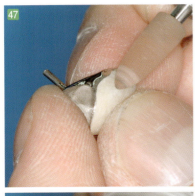
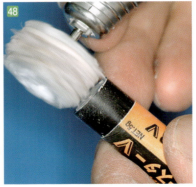

47 形態修正後,荒研磨,中研磨,仕上げ研磨の順番で研磨を行う.シリコーンポイントを用いて金属-レジン境界部を移行的に中研磨する.

48 中研磨後,研磨材を柔らかいバフ等につけて仕上げ研磨を行う.

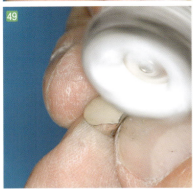
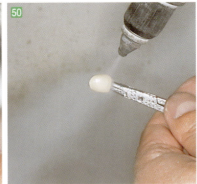
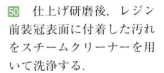

49 ルージュをバフにつけて,つや出し研磨を行う.その際にはレジン表面を研磨熱で焼付かせないよう,弱圧かつ低中速回転で行う.

50 仕上げ研磨後,レジン前装冠表面に付着した汚れをスチームクリーナーを用いて洗浄する.

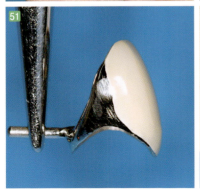
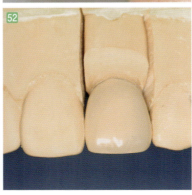

51 完成したレジン前装冠の隣接面観.

52 完成したレジン前装冠の唇側面観.

12 陶材焼付冠の製作

A ワックスパターン形成

　作業用模型の完成後に，メタルコーピング用のワックスパターンを製作する．はじめに歯冠全体の形態を回復する．基本的に全部金属冠等のワックスパターン形成と同様である．その後，陶材の築盛部分を確保するための窓開け作業を行う．この作業時に注意する点として，①窓開け面は鋳造後の金属の厚さが 0.3～0.4 mm 程度になるように確保し，陶材の収縮による亀裂防止のため曲面で移行させる．②隣接歯との接触点は陶材で回復するように空隙をつくる．③陶材と金属の境界部に対合歯が咬合しないようにする等が挙げられる．また，厚さ 1～1.5 mm を確実に確保するために，窓開けの前にはワックスパターン形成時および陶材築盛時のためのコアをシリコーンゴム印象材で採得しておくとよい．ワックスパターン完成後は，通法どおりスプルーを植立し陶材築盛時の把持のためのハンドルを付与する．

■1 審美性を重視するため切縁には陶材を築盛する．焼成面にリテンションビーズ等の機械的維持装置は不要である．また，隣接歯との接触点は陶材で回復する．

■2 メタルコーピングの金属と陶材の移行部に対合歯が咬合しないようにする．

■3 前歯部においては咬合関係を考慮し，金属と陶材の境界部は切縁寄りか歯頸側寄りに設定する．

■4 臼歯部においては，強度や審美性等を考慮し，頰側面のみ（パーシャルベイク）または咬合面全体（フルベイク）を陶材で被覆する．

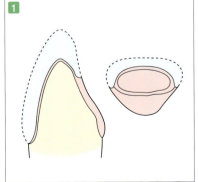
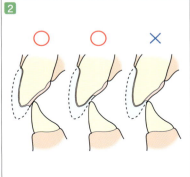
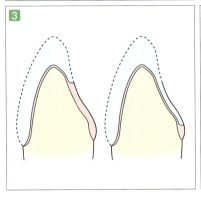
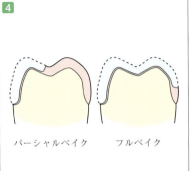

パーシャルベイク　　フルベイク

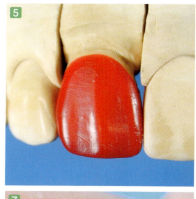
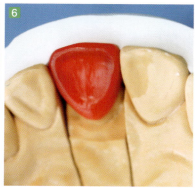

5 陶材焼付冠のワックスパターン形成では，はじめにワックスで歯冠全体の形態を回復する．

6 シリコーンゴム印象材でコアを採得した後，前装部の窓開けを行う．

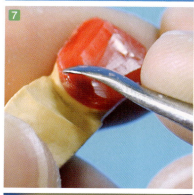
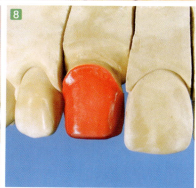

7 彫刻刀やワックススパチュラ等で前装部の窓開けを行う．

8 隣接歯との接触点は陶材で回復するため，窓開け時は隣接歯との間に空隙を設ける．

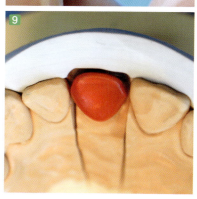
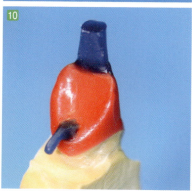

9 コアをあて，唇側に陶材築盛に必要なスペース（1〜1.5 mm）があることを確認する．

10 ワックスパターン完成後，通法どおりスプルーを植立し，陶材築盛時に把持するために舌側歯頸側寄りに把持用ハンドルを付与する．

B 埋没，鋳造

　鋳造を行うために，ワックスパターンを耐火性の埋没材に埋め込む作業を埋没という．耐火性埋没材の硬化後に円錐台を外し，金属スプルー線を用いた場合には慎重に引き抜く．つぎに埋没材中のワックスパターンを電気炉で加熱することにより焼却する．この加熱プログラムは加熱膨張を確保する目的もあることから，転移温度付近までは緩やかな加熱で，最終温度では10分間程度の係留を実施する．一方，陶材焼付用合金は融点が高いため，都市ガス-酸素やアルゴンキャスター等により融解し鋳造する．

12. 陶材焼付冠の製作

⑪　ワックスパターンのスプルー部を，金属の流れを考慮し移行的に円錐台に固定する．融点が高い陶材焼付用合金に適したリン酸塩系埋没材は通気性が悪いため，必要に応じてエアベントを追加する．

⑫　真空練和器でリン酸塩系埋没材を練和する．

⑬　ワックスパターン全体に界面活性剤を薄く塗布後，バイブレーターを用いて気泡を入れないようにワックスパターンを埋没する．

⑭　陶材焼付用合金の融点は 1,000℃ 以上のため，都市ガス-酸素により融解する．

⑮　陶材焼付用合金の酸化防止のため還元炎を用いて加熱する．過熱状態にならないように融解し，鋳型の温度が低下しないように可及的短時間で鋳造を行う．

⑯　鋳造体を冷却後，埋没材を除去して酸処理を行い，ディスクでスプルーを切断する．

⑰　歯型への適合を確認する．

⑱　ダイヤモンドポイント，カーボランダムポイント，サンドペーパーコーン，シリコーンポイント等を用いて荒研磨，中研磨，仕上げ研磨へと段階的に行う．

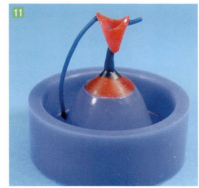
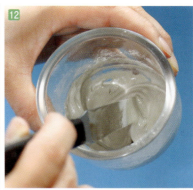
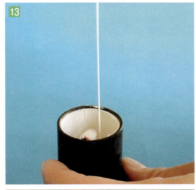
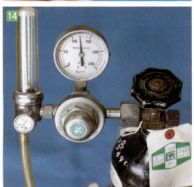
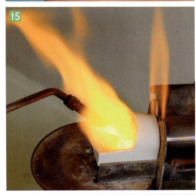
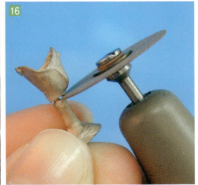
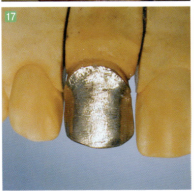
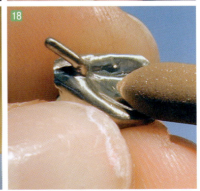

C | メタルコーピングの試適

　メタルコーピング単独または歯冠色ワックスを盛り上げたメタルコーピングを口腔内の支台歯に試適する．試適時にはメタルコーピングの適合（特に歯頸部）や咬合状態の確認を行う．さらにオペーク色，デンティン色，エナメル色のワックスを使い分け，適切な形態に盛り上げたメタルコーピングを参考として歯冠形態の確認や色調選択を行う．口腔内試適時には可能なかぎり歯科技工士の立会いで行うことが推奨されている．

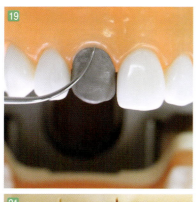
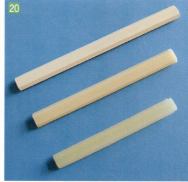
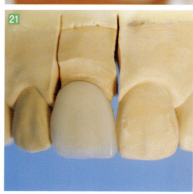
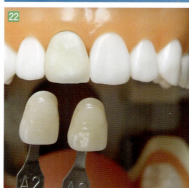

19　メタルコーピングのみを口腔内の支台歯に試適し，適合，咬合や陶材の築盛部分の確保等を確認する．必要があれば調整を行う．
20　オペーク色（上），デンティン色（中），エナメル色（下）の歯冠色ワックスを準備する．
21　陶材焼付面相当部に各種歯冠色ワックスを順番に盛り上げたメタルコーピングを準備する．
22　歯冠色ワックスを盛り上げたメタルコーピングを支台歯に試適し，歯冠形態，接触点の位置等を確認する．シェードガイドとの差もチェックする．

D | メタルコーピングの前処理

　鋳造時に溶着した埋没材等を除去するためにメタルコーピングの陶材焼付面全体をカーバイドバーで一層研削する．さらに金属と陶材の結合を増加させる目的でディギャッシングを行い，金属表面に酸化膜を形成させる．

23 メタルコーピングの陶材焼付面全体を一層研削する．これによって，埋没材の溶着，表面性状の不整，表面の酸化状態の不均一を解消する．

24 メタルコーピングの前装部歯頸側の立ち上がり部の厚さを 0.3 mm 程度に修正する．

25, 26 メタルコーピングを電気炉内で陶材焼付温度よりやや高い温度で 10〜15 分間係留する．陶材の築盛前にこのディギャッシングの作業を行い，金属表面に酸化膜を形成させる．

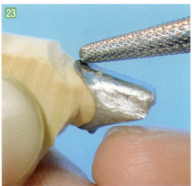
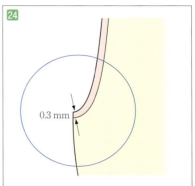
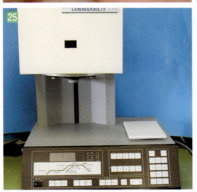
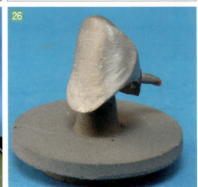

E 陶材の築盛および焼成

　ディギャッシング終了後，陶材を築盛，焼成する．その工程は，まず歯冠色調の下地色となるオペーク陶材を築盛，焼成し，続いて適正な歯冠色を再現するためにサービカル色（歯頸部色），デンティン色，エナメル色，トランスルーセントの各陶材を築盛する．いずれの陶材も築盛後は必ずコンデンスし，陶材粒子の密度を高めてから真空（減圧下）焼成する．焼成後は形態修正し，最終的には大気焼成にてグレージング（つや焼き）し，陶材表面を滑沢に仕上げる．また，目的とする色調が得られない場合や個性的な色調再現のためにステイン陶材を使用して着色することもある．

27, 28 築盛に備え，オペーク陶材パウダーをガラス板上に取り出し，蒸留水または専用混和液を適量滴下してガラス棒で混和しペースト状にする．

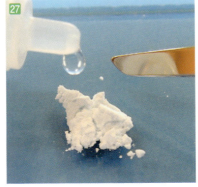
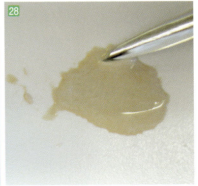

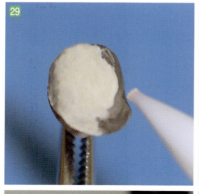
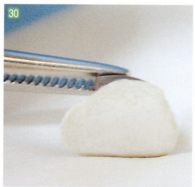

29, 30 小筆の先端ですくいとったペースト状のオペーク陶材をメタルコーピングに築盛していく．コンデンスで浮き出た余剰水分を吸い取り，均一な厚みになるよう調整する．築盛量は金属色が遮蔽できる必要最小限の厚みとする．

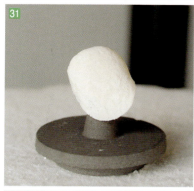
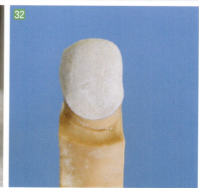

31, 32 炉口で3〜5分間乾燥させた後，メーカーの指定温度で真空焼成する．陶材は焼成後に収縮するため2回程度繰り返し，最終的には0.1〜0.2mm程度の厚みになるように仕上げる．

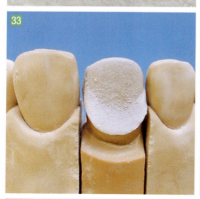
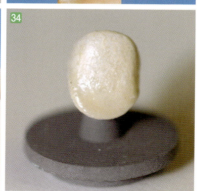

33, 34 続いて歯頸部色を再現するためにサービカル色陶材を使用する．オペーク陶材表面を蒸留水で湿らせ，隣接面にかけて移行的にペースト状のサービカル色陶材を築盛し，コンデンスした後に焼成する．

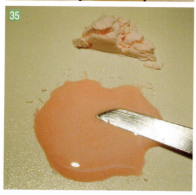
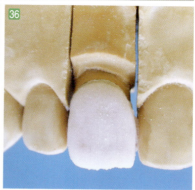

35, 36 デンティン色陶材を混和し，隣接歯や反対側同名歯を参考にして，適切な形態や大きさになるように築盛する．表面を平筆等でなめらかに整え，コンデンスを行う．

12. 陶材焼付冠の製作　139

37, 38 エナメル色陶材とトランスルーセント陶材の築盛スペースを確保するため，切縁側 1/3 を斜めに削除する（カットバック）．指状構造等の解剖学的形態も再現し，その上にエナメル色陶材を築盛する．

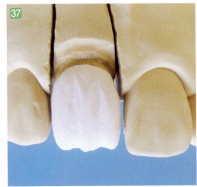
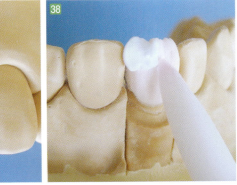

39, 40 カットバックしたデンティン色陶材の上にエナメル色陶材を築盛する．築盛後は模型基底部を槌打する等して，表面に浮き出た水分をティッシュペーパーで吸収する．これが振動法によるコンデンスである．

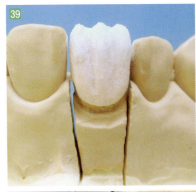
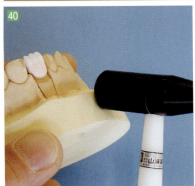

41, 42 エナメル色陶材の上にトランスルーセント陶材を築盛する．焼成時の収縮量を考慮して完成時の歯冠より15〜20％大きく築盛する．歯列模型から取り出すと隣接面部に陥凹部ができるので，そこにトランスルーセント陶材やエナメル色陶材を築盛する．

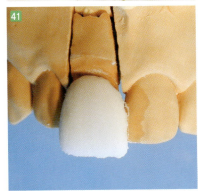
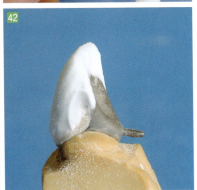

43, 44 築盛時にできた陶材表面の凹凸を平筆や太筆で整えることでもコンデンスが行える（ブラシ法）．歯冠形態が整った後，内面に陶材粉末の迷入がないことを確認し，あれば不適合の原因となるため小筆等で確実に拭き取ってから焼成台に設置する．

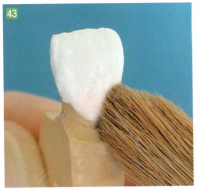
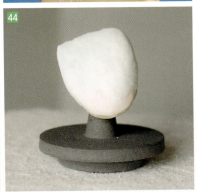

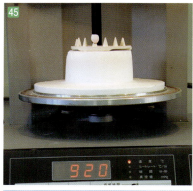
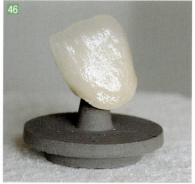

45, 46 ポーセレンファーネスを600〜700℃まで予備加熱しておき，炉口にて5分程度乾燥する．メーカーの指示によるスケジュールで焼成し，完成後は炉外へ取り出してガラスコップ等を被せて放冷する．真空減圧下での焼成のため，表面はやや粗造である．

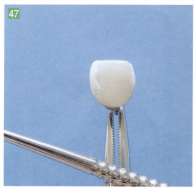
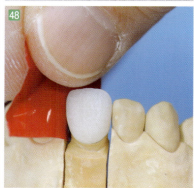

47, 48 焼成後に歯列模型に戻し，形態の確認と修正を行う．不足分がある場合は陶材を追加し，振動を加えてコンデンスする．二次焼成後，再度，歯列模型に戻ることを確認するため，咬合紙等で隣接接触点部の接触を確認する．

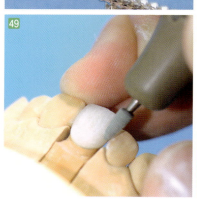
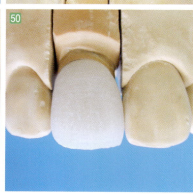

49, 50 唇側面の豊隆，切縁部の位置や形態，舌側面の隆線や陥凹部が，隣接歯や反対側同名歯と調和していることを確認し，必要に応じて形態修正する．咬合接触関係についても確認し，咬合調整を行う．シリコーンポイント等で軽く研磨し，形態修正を終了する．

F 仕上げ・研磨

　真空焼成と形態修正のため陶材表面は粗造となっている．これを滑沢な表面に仕上げる操作がグレージング（つや焼き）である．釉薬に相当するグレージングパウダーを追加焼成してつやを出す方法と，形態修正後に陶材面を大気中で焼成して滑沢な面を得る方法がある．陶材の熱膨張係数の関係で，後者のほうが長期にわたって安定した滑沢な面が得られるといわれている．最後に，金属面を研磨して陶材焼付冠の完成とする．

51, 52　白斑やヘアライン，裂溝部等，個性的な色調表現（キャラクタライズ）をしたい場合に，ステイン陶材（グレージングパウダーに顔料を加えた着色用陶材）を用いて調整する．歯冠色陶材で目的とする色調が得られない場合も修正できることがある．

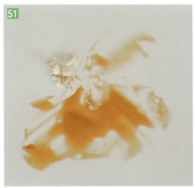
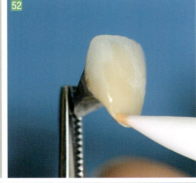

53, 54　陶材表面にステイン陶材を塗布して焼成台に載せ，炉口乾燥した後に焼成することで，グレージングも兼ねた焼成が可能となる．ただし，ステイン陶材を使用すると明度が低くなるのでどのような色調のコントロールも可能なわけではない．

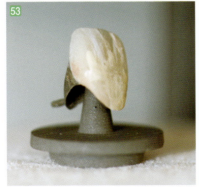
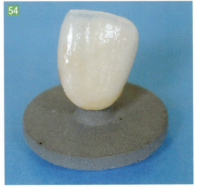

55　金属部は通法どおり鏡面研磨し，金属の腐食や異物感，プラークの停滞を防ぐ．研磨後に中性洗剤水溶液中に浸漬して超音波洗浄し，口腔内の試適に備える．
56　完成した陶材焼付冠．

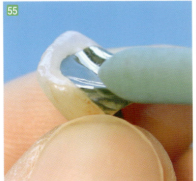
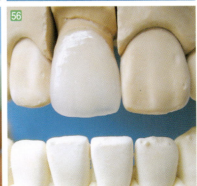

13 レジンジャケットクラウンの製作

　近年，ジャケットクラウン用コンポジットレジンは，多官能性モノマーの導入と高密度フィラーにより，耐摩耗性，耐久性等が著しく向上している．さらにはグラスファイバーで補強することによって，従来では破折の危険性を大きくはらんでいたレジンジャケットクラウンが信頼性を増してきている．

　臨床的にレジンジャケットクラウンはメタルフリーレストレーションとして，審美的な観点，さらに金属アレルギーを有する患者に対する歯科治療においても優れた補綴装置である．その反面，依然として金属に比べて強度が劣ることから，支台歯辺縁形態は全周 0.8～1 mm 幅のディープシャンファーあるいはショルダーとし，修復物の厚みを確保するために多めの支台歯切削量が求められる．また装着に際しては，支台歯，修復物内面に適切な表面処理を施したうえで接着性レジンセメントを使用し，両者の一体化をはかることでその耐久性を向上させることができる．

　レジンジャケットクラウンの製作は，歯型との分離に金属箔や樹脂製のマトリックスが使用された時代もあった．しかし現在は光重合型レジンの応用により，分離材を塗布した歯型上で直接レジンを築盛する方法が一般的である．このため，製作は著しく容易になった．

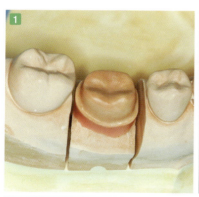
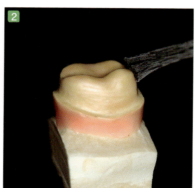
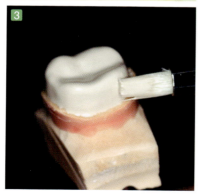
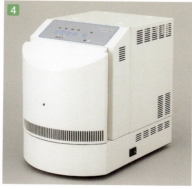

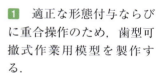 適正な形態付与ならびに重合操作のため，歯型可撤式作業用模型を製作する．

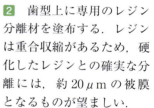 歯型上に専用のレジン分離材を塗布する．レジンは重合収縮があるため，硬化したレジンとの確実な分離には，約 20 μm の被膜となるものが望ましい．

3 支台歯金属色の遮蔽や色調を整えるためオペークレジンを塗布する．

4 光重合器で 30～60 秒間予備重合を行う．オペークレジンは光透過性が低いため，薄く塗布し何層かに分けて硬化させる．

5 天然歯の層状構造にならい，各色調のペーストを図のように積層する．

6 マージン部にサービカル色を築盛する．築盛範囲を考え，また圧接不足による浮き上がり，オーバーマージン，オーバーカントゥアに注意する．

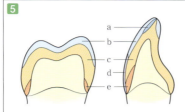

a：トランスルーセント
b：エナメル色
c：デンティン色
d：トランスルーセントサービカル色
e：サービカル色

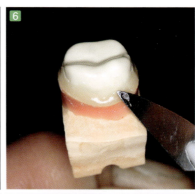

7 デンティン色を豊隆に合わせて築盛する．

8 エナメル色および必要に応じトランスルーセントを，咬合状態，形態を確認しながら1面ずつ築盛する．予備重合後，近遠心の隣接接触点の微調整を行い，歯冠形態を完成する．

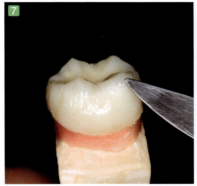
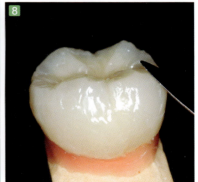

9 表面の未重合を避けるため，エアバリア材を筆で全面に塗布する．

10 最終光重合を，全面に光が当たるように植立方向を変えながら数回行う．必要に応じさらに加熱重合を行う．

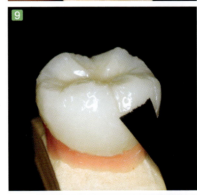
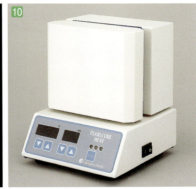

11 流水やスチームクリーナーでエアバリア材を洗い流す．

12 隣接接触点，軸面の豊隆，咬合面の形態修正をカーボランダムポイント，ホワイトポイントを用い，傷をつけず，切削しすぎないように注意して行う．

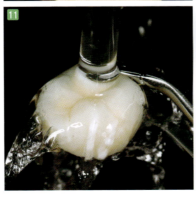
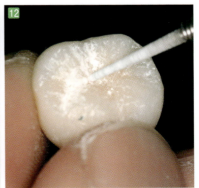

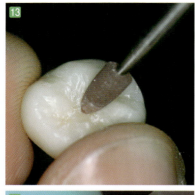
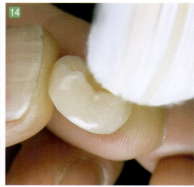
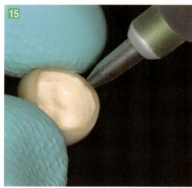
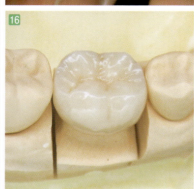

13 シリコーンポイントにより，研磨を行う．
14 バフ，フェルト，ロビンソンブラシに研磨材をつけ，仕上げ研磨を行う．平滑面には幅広，咬合面には小径のもの等，部位に合わせて器具を選択し，あらゆる方向からまんべんなく行う．
15 内面はサンドブラスト処理で分離材を完全に除去する．
16 歯型に戻し，隣接接触点，豊隆，咬合面形態，さらに隣接歯および歯列との調和を確認する．また，顕微鏡下で微小クラックがないことを確認することが望ましい．

コラム 4

プロビジョナルレストレーション

　本書で用いるプロビジョナルレストレーションとは，補綴歯科治療に際し支台歯形成された支台歯を暫間的に被覆するクラウンやブリッジのことで，支台歯の保護，咬合の支持，咀嚼機能の維持，審美性の回復，構音機能の回復，歯周組織の改善，治療方針の検討，補綴装置の設計の確認を目的とする．

　provisional, interim は「暫定的な」，「中間の」という意味を持っており，provisional restoration のほかに provisional prosthesis, 単独のクラウンでは provisional crown, ブリッジとして製作される場合は provisional bridge とも表記される．また，interim prosthesis, interim restoration も同じ意味で用いられる．

　プロビジョナルレストレーションは，補綴歯科治療の過程で顎口腔の形態と機能を回復し保持するということだけではなく，補綴歯科治療の目的にかなうように積極的に顎口腔の状態を整えるという重要な役割を担っている．

14 オールセラミッククラウンの製作

　オールセラミッククラウンは審美性，生体親和性にきわめて優れており，使用するセラミック材料と加工方法にそれぞれ特徴がある．

　オールセラミッククラウンの材料としては，分散強化型ガラスセラミックス，アルミナ強化ガラスセラミックス，ジルコニア等がある．分散強化型ガラスセラミックスは，クラックの進展をマトリックス中に分散させた結晶粒子により抑制させるもので，リューサイト強化型ガラスセラミックス（IPS エンプレス®），二ケイ酸リチウムガラスセラミックス（IPS e.max®）等がある．アルミナ強化ガラスセラミックスは，高強度のアルミナコア材の上に歯冠色のセラミックスを築盛するもので，高濃度のアルミナ微粒子を含有した多孔質のコア材にケイ酸ランタンガラスを浸潤させたガラス浸潤アルミニウムセラミックス（インセラム®，ウォルセラム®）と，アルミナ粉末を約2tの高圧で圧縮築盛した高密度焼結型アルミニウムセラミックス（プロセラ®）がある．ジルコニアは「ホワイトメタル」とよばれるほど強度が高く，臼歯部ブリッジにも安心して応用できる材料である．

　製作法としてはロストワックス法を用いるシステム（エンプレス®，e.max®，セラエステ®，クリセラ®等），耐火模型を用いるシステム（インセラム®），機械加工（CAD/CAM）によるもの（プロセラ®，各種ジルコニアシステム）がある．

■1 分散強化型ガラスセラミックス（e.max®）．ロストワックス法を用いて加熱加圧成型を行った直後．
■2 この上にステイニングあるいはレイヤリングを行い，オールセラミッククラウンを完成させる．

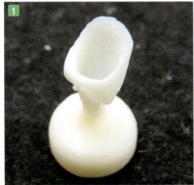
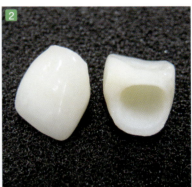
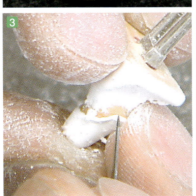
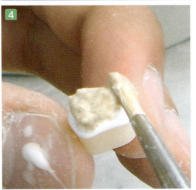

■3 アルミナ強化ガラスセラミックス（ウォルセラム®）．模型上に析出された高濃度のアルミナ微粒子を含有した多孔質のコア材．
■4 焼結したアルミナコア材にケイ酸ランタンガラスを浸潤させる．

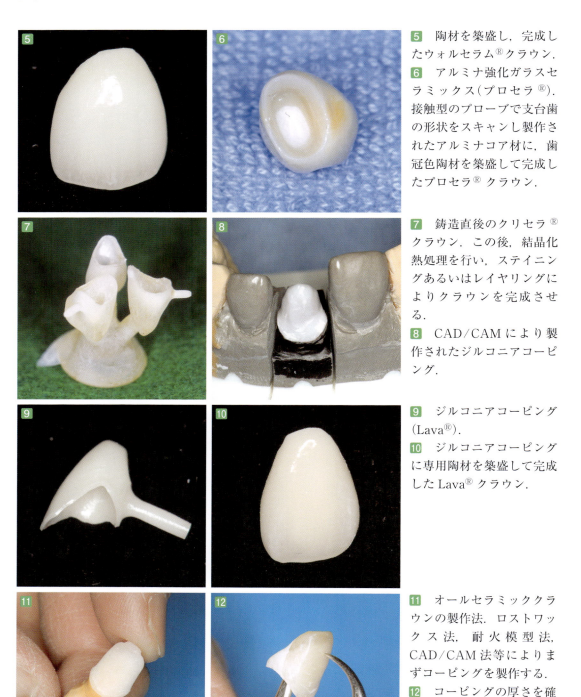

5 陶材を築盛し，完成したウォルセラム®クラウン．

6 アルミナ強化ガラスセラミックス（プロセラ®）．接触型のプローブで支台歯の形状をスキャンし製作されたアルミナコア材に，歯冠色陶材を築盛して完成したプロセラ®クラウン．

7 鋳造直後のクリセラ®クラウン．この後，結晶化熱処理を行い，ステイニングあるいはレイヤリングによりクラウンを完成させる．

8 CAD/CAMにより製作されたジルコニアコーピング．

9 ジルコニアコーピング（Lava®）．

10 ジルコニアコーピングに専用陶材を築盛して完成したLava®クラウン．

11 オールセラミッククラウンの製作法．ロストワックス法，耐火模型法，CAD/CAM法等によりまずコーピングを製作する．

12 コーピングの厚さを確認する．

14. オールセラミッククラウンの製作　*147*

⃞13　デンティン色陶材を築盛する．
⃞14　デンティン色陶材の上にエナメル色陶材を築盛する．

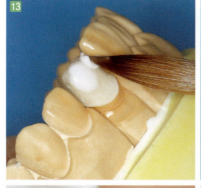
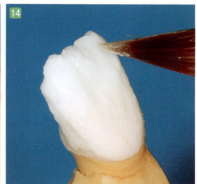

⃞15　コンデンスを行う．
⃞16　陶材築盛の終わった状態．

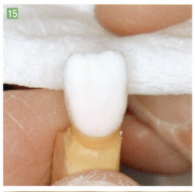
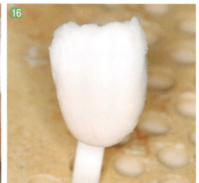

⃞17，⃞18　真空焼成を行った後，隣接接触点の調整，咬合調整，形態修正を行う．

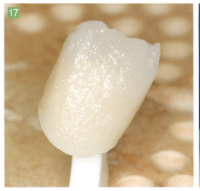
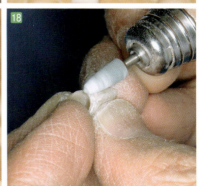

⃞19　咬合調整，形態修正の終わったオールセラミッククラウン．
⃞20　大気焼成によりグレージングを行い完成したオールセラミッククラウン．

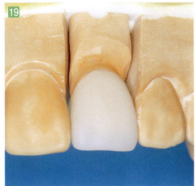
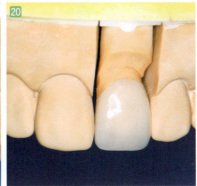

15 ポーセレンラミネートベニアの製作

A 支台歯形成

　ポーセレンラミネートベニア（porcelain laminate veneer）の「laminate」とは薄い板状のものを意味し，「veneer」は貼り合わせるという意味である．ポーセレンラミネートベニアとは文字どおり薄いポーセレンシェルを歯に接着材で貼りつける歯冠修復技法であり，おもに前歯部に用いる．

　ラミネートベニアの支台歯形成は，ポーセレンシェルと支台歯の強固な接着を得るとともに，二次齲蝕や知覚過敏等の不快症状を防ぐためにエナメル質内にとどめることを原則とする．このため，通常，生活歯でも局所麻酔を行う必要はない．辺縁部の形態は，接着の際のポーセレンシェルの正確な位置への保持を可能にするため，歯頸部および隣接面ともにシャンファーに仕上げる．シャンファー仕上げは高い審美性や適合性を確保するためにも重要である．

　ポーセレンラミネートベニアは，リン酸エッチングを用いた対エナメル質の接着技法の確立，専用ポーセレンや耐火模型材の開発，専用の低粘度接着性レジンの開発，およびポーセレンとの接着に有効なシラン処理の確立により，歯質削除量が少なく，安定した予後の見込める優れた歯冠修復技法として頻繁に臨床に用いられるようになった．臨床報告の結果からすると，支台歯形成，印象採得，試適，装着の手順を守れば，臨床経過はきわめて良好である．

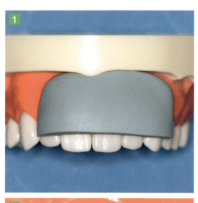
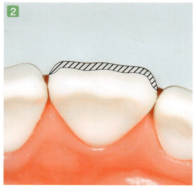
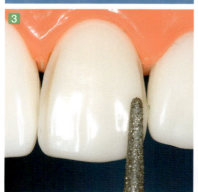
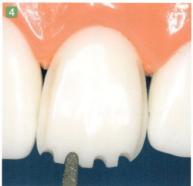

1 パテタイプのシリコーンゴム印象材により唇側面のコアを採得し，準備しておく．

2 支台歯形成は原則としてエナメル質内にとどめる．歯質削除量は切縁部で 0.7 mm，中央部で 0.5 mm，歯頸部で 0.3 mm 程度を基準とする．

3 まず隣接面から形成を行う．隣接面のフィニッシュラインは通常，隣接接触点の直前にとどめる．その際，ポーセレンと歯質の境界が外観に触れないように注意する．

4 続いて切縁部にガイドグルーブを形成する．

5 切縁の透明感を再現するとともに強度を確保するためには切縁を1～1.5 mm切削する必要がある.

6 切縁の歯質を切削した後,唇側面のガイドグルーブを専用バーを用いて近遠心方向へ付与する.

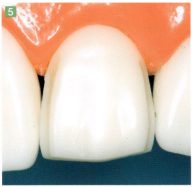
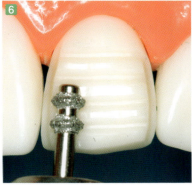

7 ガイドグルーブを基準に,シャンファー形態のポイントを用いて切削を行う.

8 形成後,コアでクリアランスを確認し,不足があれば追加形成を行う.

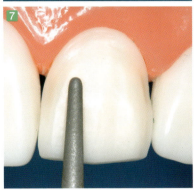
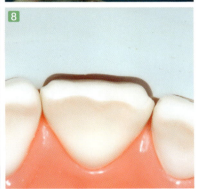

B 印象採得

　支台歯形成は唇側のみに行っているため,全部被覆冠に比較して印象採得は容易である.しかしながら,適合のよいポーセレンラミネートベニアを製作するためには,精度の高い印象を得ることが必要であり,個人トレーを用いて付加型シリコーンゴム印象材による印象採得を行うことが望ましい.ポーセレンラミネートベニアに適切なエマージェンスプロファイルを与えるためには,唇側のフィニッシュラインの位置にかかわらず,印象に先立って歯肉圧排を行うことが推奨される.印象採得後,通法に従い咬合採得を行う.

9 歯肉溝の深さに合わせて適切な太さの歯肉圧排用コードを選択する.

10 通法に従って唇側のみ歯肉圧排を行い,5分間程度時間をおいて歯肉溝が十分に拡大されるのを待つ.

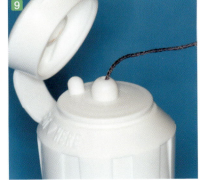
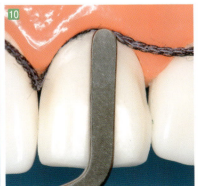

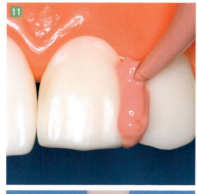
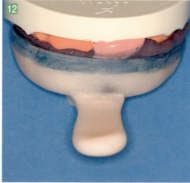

11 歯肉溝が十分に圧排されたなら，歯肉圧排用コードを除去すると同時にシリンジを用いてシリコーンゴム印象材を注入する．

12 ただちにシリコーンゴム印象材を盛った個人トレーを圧接し，印象採得を行う．

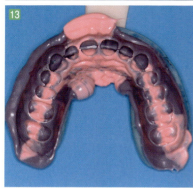
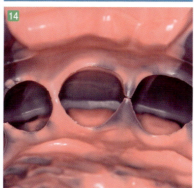

13, 14 印象体の撤去後，印象面を目視により精査し，不備がないことを確認する．特にフィニッシュラインが明確に印象されているかどうかを確かめる．

Ⓒ 耐火模型の製作

ポーセレンラミネートベニアは耐火模型上で焼成して製作するため，模型を印象し，そこに耐火模型材を注入して耐火模型を製作することが必要である．使用する耐火模型材と陶材は，ポーセレンラミネートベニア専用のものが望ましい．

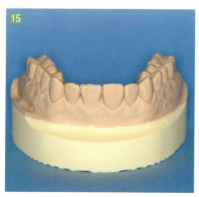
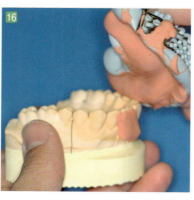

15, 16 製作した模型をシリコーンゴム印象材で印象する．

17 採得した印象体に型ごと埋没材を注入して耐火模型を製作する．

18 耐火模型が完成したらチャネルトレーを用いて歯型可撤式とした後，ディスクを用いて歯型分割を行う．

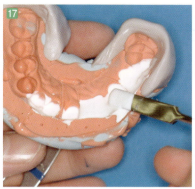
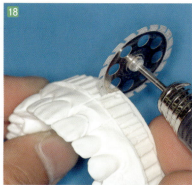

19 歯型可撤式の耐火模型とチャネルトレー．

20 歯型は通法に従ってトリミングを行い，赤鉛筆等でフィニッシュラインを明記する．

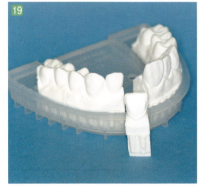
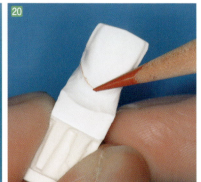

D 陶材の築盛および焼成

　ポーセレンラミネートベニア専用陶材を使用するとよい．歯型上に直接陶材を築盛し，焼成を行う．変色歯の変色の度合が非常に強い場合を除いて，通常，マスキング陶材は使用せず，デンティン色陶材とエナメル色陶材を使用して一次焼成を行い，形態修正の後，一層トランスルーセント陶材を築盛して二次焼成を行う．最後にグレージングを行って完成する．

21，22 歯型上にまずデンティン色陶材を通法どおり築盛する．支台歯の変色が強い場合にはデンティン色陶材を築盛する前にマスキング陶材を使用することもある．

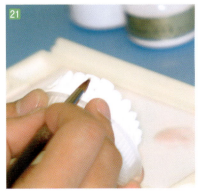
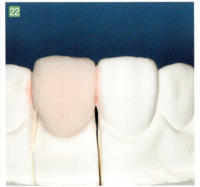

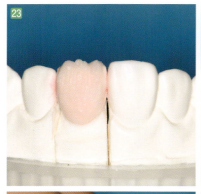
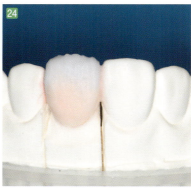

23, 24 切縁部の指状構造の表現のためデンティン色陶材のカットバックを行った後，エナメル色陶材を築盛する．焼成は耐火模型の歯型ごと行う．

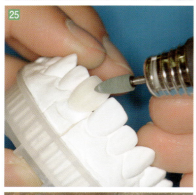
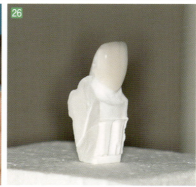

25 一次焼成終了後，色調の確認と形態修正を行う．必要に応じて歯頸部にサービカル色陶材を築盛する．歯冠全体に一層トランスルーセント陶材を築盛し，二次焼成を行う．
26 形態修正後，グレージングを行う．

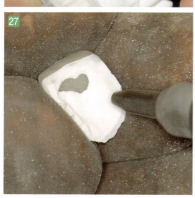
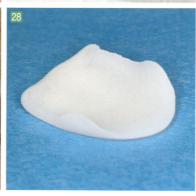

27, 28 歯型をおおまかに除去した後，ガラスビーズのブラスティング操作によりシェル内面の耐火模型材をていねいに除去し，ポーセレンシェルを完成する．マージン部を過剰にブラスティングすると丸まってしまうので注意する．

E ラミネートベニアの接着

　ラミネートベニアの接着には専用の接着性レジンを用いることが必須である．まずポーセレンシェル辺縁の適合状態ならびに形態を確認する．問題がなければ，試適専用ペーストを歯面とシェル間に介在させて色調の確認を行う．接着性レジンのシェードを決定したらペーストを水洗，除去した後，ブラシコーンおよびフッ素非含有の清掃用ペーストを用いて歯面を清掃し，接着の準備に移る．接着操作は隔壁にストリップスを用いて1歯ずつていねいに行っていく．多数歯にわたってラミネートベニアの接着を行う場合は，十分なチェアタイムをとっておくことが必要である．

29, 30 試適，調整の終了したポーセレンシェルの内面を約30秒間リン酸処理し，清掃する．水洗，乾燥後，シランカップリング剤を塗布し，乾燥させる．歯面はストリップスで隔壁を設け，約30秒間リン酸処理し，水洗，乾燥を行う．

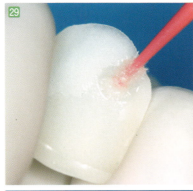 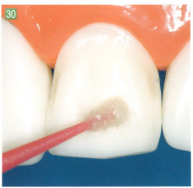

31, 32 ポーセレンシェル内面に接着性レジンを盛り，形成面に圧接する．余剰セメントはナイロン筆等で確実に除去し，ポーセレンシェルを軽く圧接した状態を保ちつつ，数秒間光照射し，仮接着する．

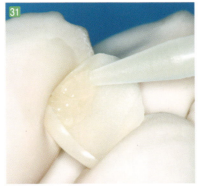 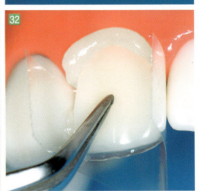

33, 34 仮接着後，歯肉縁下の余剰硬化レジンセメントをスケーラー等で確実に除去する．唇側面と切縁方向から照射器指定の照射時間を守って光照射し，重合を完了させる．完了後，前方・側方運動時の咬合調整を十分に行い，よく研磨を行って接着を終了する．

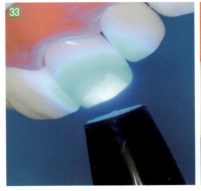 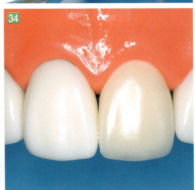

16　CAD/CAMによるクラウンの製作

A 支台歯形成

　今日，歯科医療の中で，CAD/CAMシステムの発展は驚くほどの進歩を遂げている．加工精度の向上により，適合のよい補綴装置を容易に製作することができるようになった．CAD/CAMは工業的に均一につくられたブロックを削り出すことから，材料が持つ本来の優れた物性をそのまま引き継いだ補綴装置をつくることができる．すなわち材質が安定しており，製作期間の短縮，製作工程の簡素化，データの保存等のメリットもある．

　支台歯形成は咬合調整，研磨，接着と並んでCAD/CAMによるクラウンを成功に導くための非常に重要なステップの一つである．CAD/CAMによるクラウンの支台歯形成の基本はジャケットクラウンのための支台歯形成に準ずる（第2章参照）．CAD/CAMによるクラウンの場合には，ミリングバーの先端径よりも細い部分は忠実に再現して削ることができないので，歯質の薄い前歯部等では切縁部が尖ったり，薄くなったりしないようにすることが重要である．

　クラウンの材料としてはレジン，セラミックス等があるが，高透光性のフルジルコニアクラウンの場合は強度が高いため，歯質の削除量は，臼歯で1mm，前歯で0.8mmでよく，他のCAD/CAMによるクラウンよりも少なくすることが可能である．

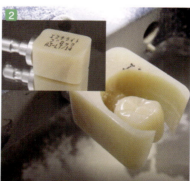
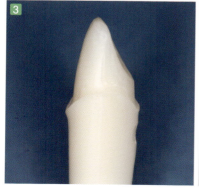
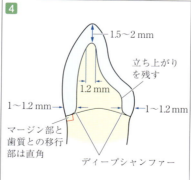

1　CAD/CAM用硬質レジンブロックの電子顕微鏡像．
2　ミリング直後の，CAD/CAMによる小臼歯のコンポジットレジンクラウン．
3　支台歯形成の終了した前歯部を示す．
4　辺縁部はディープシャンファーにする．唇・舌側の削除量は1〜1.2mmとする．歯軸に対し45°の方向で切縁を1.5〜2mm削除する．舌側基底結節部は立ち上がりを残す．

5 支台歯形成の終了した臼歯部を示す.

6 軸面の削除量は1〜1.2 mm必要である. 咬合面のクリアランスは1.5（非機能咬頭）〜2（機能咬頭）mmとする. 隅角は必ず丸めて応力集中を避ける. 遊離エナメル質を残さない.

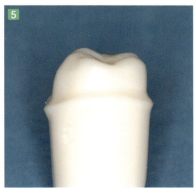
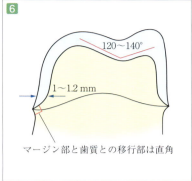

B スキャニング（模型）

スキャナーによる形状計測では，まず支台歯の形状をコンピュータに取り込む. 通常は，通法に従いシリコーンゴム印象材による印象採得を行い（第4章参照），作業用模型を製作する（第8章参照）. その後，スキャナーにて歯型，歯列模型，対合歯列模型，咬合採得材の計測を行う.

計測方法には，接触式プローブ，非接触レーザースポット，ラインレーザー（光切断），パターン光（モアレ縞，2値パターン，多値パターン）等さまざまなものがある.

7 シリコーンゴム印象材による印象採得を行う.

8 スキャナーにて歯型，歯列模型，対合歯列模型，咬合採得材の計測を行う.

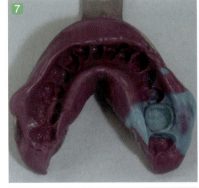
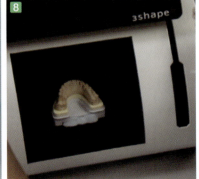

9, 10 コンピュータに取り込まれた支台歯の辺縁部の確認，修正を行う.

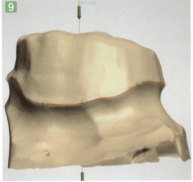
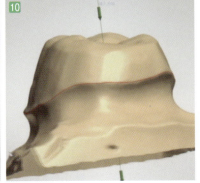

ⓒ スキャニング（口腔内）

　最近ではデジタル技術の進歩により，口腔内を直接スキャンする光学印象用の機器も開発され，臨床応用されるようになってきた．光学印象のメリットとしては，記録したデータをネットワークで送るため消毒の必要がなく，感染防止に役立つとともに消毒による印象精度への影響も避けられる．また印象材の硬化を待たなくてよいので，患者の苦痛が少なく，嘔吐反射のある患者にも応用できる．

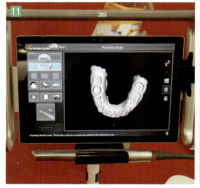
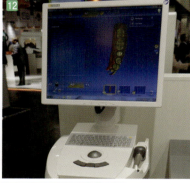

⑪，⑫　口腔内スキャナーも非常に小型化し，ハンドピースと同じくらいの大きさになっている．リアルタイムで形成の確認ができるため，その場で再形成し，修正した部位のみ再度光学印象し，以前のデータと重ね合わせることもできる．

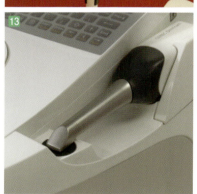
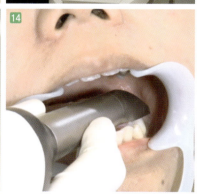

⑬，⑭　支台歯の反射を抑え，精度のよい印象を採るために，形成後に酸化チタンのスプレーを噴霧するタイプと，スプレーの必要がなく，高精度のカラー画像が得られるタイプがある．

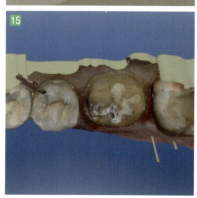
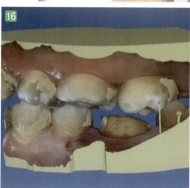

⑮　支台歯，対合歯列の光学印象を行う．
⑯　さらに咬合時の状態を頰側から光学印象する．

D クラウンの設計

作業用模型をスキャンした場合は，対合歯列ならびに咬合採得材のデータをもとにCADソフトが標準的な歯冠形態を提示するので，適宜画面上で修正を行い，クラウンのデザインを決定する．

口腔内スキャナーで直接スキャンした場合は，支台歯，対合歯列とともに，咬合時の頬側からの光学印象のデータをもとにコンピュータが自動的に上下顎の模型を咬合させ，ライブラリーをもとにある程度自動で標準的なクラウンの設計を行うので，適宜画面上で修正を行い，クラウンのデザインを決定する．

17, 18 CADソフトが標準的な歯冠形態を提示するので，適宜画面上で修正を行い，クラウンのデザインを決定する．

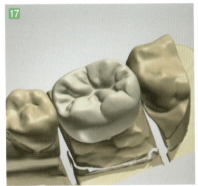
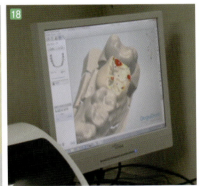

E ミリング，シンタリング

CAMソフトによる加工には，ミリングマシンによる切削加工やラピッドプロトタイピングとよばれる積層造形がある．

切削加工では，CAMソフトによりブロックの切削を行う．ジルコニアは切削しやすいように半焼結のブロックを切削するため，切削後に完全焼結を行って強度を上げる．積層造形にはコバルトクロム合金製のクラウンブリッジ製作に用いられる粉末焼結式積層法（素材粉末を数十μmの厚さで層状に敷き詰め，高出力のレーザービーム等で直接焼結を繰り返して造形する方法）がある．

19 CAMソフトによりブロックの切削を行う．
20 ジルコニアは切削しやすいように半焼結のブロックを切削する．

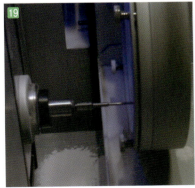
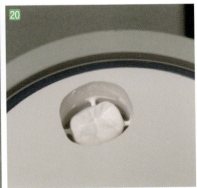

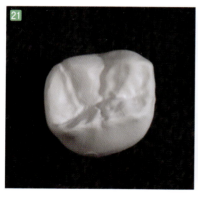
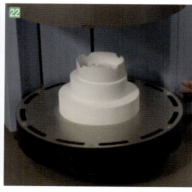

㉑ ミリング直後のフルジルコニアクラウン．
㉒ 切削後に完全焼結（シンタリング）を行って強度を上げる．

F 試適，咬合調整

　クラウンが完成したら，試適を行う．まず，隣接接触点の調整を行う．ついで，クラウンのマージンが形成面を過不足なく覆っていること，マージン部にギャップがないことを確認する．

　最後に咬合調整を行う（第18章参照）．咬合調整は，支台歯形成，研磨，接着と並んでCAD/CAMによるクラウンを成功に導くための非常に重要なステップである．咬合調整が不十分であると，支台歯や対合歯の歯周組織に外傷性の変化を起こしたり，クラウンが破折したりする危険性が高くなる．

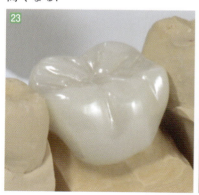
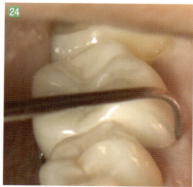

㉓ まず，隣接接触点の調整を行う．
㉔ ついで，クラウンのマージンが形成面を過不足なく覆っていること，マージン部にギャップがないことを確認する．

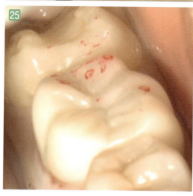
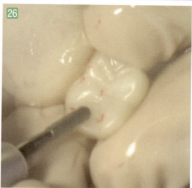

㉕ 試適直後のクラウンの咬合接触像．前後の歯に比べて，強く当たっているのがわかる．
㉖ ジルコニアクラウンの場合は注水下で発熱させないように慎重に咬合調整を行う．

G 研磨，接着

　研磨，接着は，支台歯形成，咬合調整と並んでCAD/CAMによるクラウンを成功に導くための非常に重要なステップである．

　十分に研磨を行ったフルジルコニアクラウンは，陶材を築盛したジルコニアクラウン，コバルトクロム合金のクラウンよりも対合エナメル質の摩耗が少ないことが明らかとなっている．ただし，接着操作が不適切であると，クラウンの脱離や破折の危険性が高くなる．

27 咬合調整の終わったフルジルコニアクラウン．
28 咬合調整後の研磨は，ダイヤモンド粒子入りの研磨材を用いて行う．

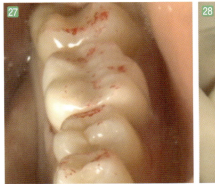 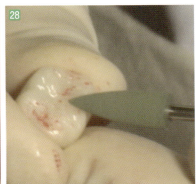

29，30 つぎにロビンソンブラシに適切な研磨材をつけて研磨すると短時間で光沢のある面を得ることができる．

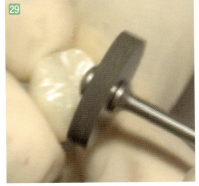 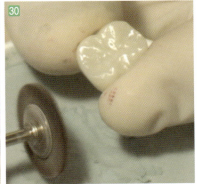

31 クラウン内面の清掃後に内面に0.2〜0.3 MPaの圧でアルミナサンドブラスト処理し，プライマーを塗布する．
32 歯面をプライマー処理する．近年，1種類で歯質からさまざまな被着体に使用できるプライマーも開発されている．

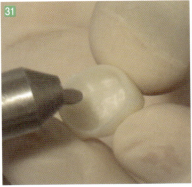 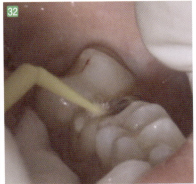

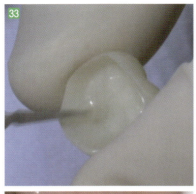
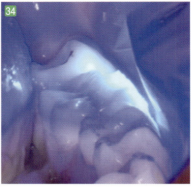
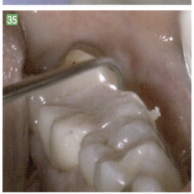
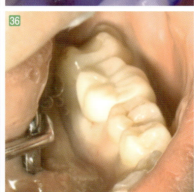

33 クラウン内に接着性レジンセメントを気泡が入らないように注意して塗布する.

34 クラウンを支台歯に装着後, 短時間光照射し, 半硬化させる.

35 余剰セメントを除去する. その後, 20秒以上光照射を行う.

36 装着後のフルジルコニアクラウン.

コラム5

ジルコニアクラウンの支台歯形成

CAD/CAMによるジルコニア修復が行われるようになった当初は, ジルコニアの透光性が低く, CAD/CAMによりジルコニアコーピングを製作し, その上に陶材をレイヤリングするのが一般的であった. その後, マルチレイヤードジルコニア, 高透光性ジルコニア等が開発され, 臼歯部だけでなく前歯部にもフルジルコニアクラウンが臨床応用されるようになってきた.

ジルコニアクラウンの場合も, 他と同様に支台歯形成が重要なことはいうまでもない. ①形成面を滑沢にしアンダーカットをつくらない. ②隅角部を曲面に仕上げ, 鋭利な部分を残さない. ③フィニッシュラインはショルダー部から軸面にかけて曲面で移行するディープシャンファーとする.

歯質の削除量に関しては, 従来型のジルコニアで陶材をレイヤリングする場合は, 辺縁部1～1.5 mm, 軸面中央部1～1.5 mm, 切縁部・咬合面部1.5～2 mmが必要である. しかし, 審美性があまり求められない臼歯部フルジルコニアクラウンでは, 辺縁部, 軸面中央部, 咬合面部いずれも0.5 mmの削除でよい.

一方, 最近の高透光性ジルコニアを用いたフルジルコニアクラウンの場合, 曲げ強度が550～750 MPaと従来型のジルコニア(1,000～1,200 MPa)より低いため, 厚みを持たせる必要があり, 臼歯部では辺縁部, 軸面中央部, 咬合面部いずれも1 mm, 前歯部では辺縁部, 軸面中央部, 咬合面部いずれも0.8 mm必要である. レイヤリングが必要ないためレイヤリングするジルコニアクラウンよりも少ない削除量で済む.

17 ブリッジの製作

A レジン前装ブリッジ

　ブリッジの適応症に対して，主として外観に触れる部分を歯冠色材料である前装冠用レジン，その他の部分を鋳造用金属で構成するブリッジをレジン前装ブリッジという．歯冠色である前装冠用レジンを使用することにより，外観に触れる部位，すなわち，前歯や小臼歯に対して，天然歯と同様の色調ならびに形態を回復することができる．また，外観に触れない部分は金属を使用しているため，ブリッジの強度を確保することができ，適合も良好である．使用される金属の種類が多いことも特徴の一つである．

　陶材焼付ブリッジに比べて，製作が比較的容易であり，製作過程における温度差によるブリッジの変形も少ない．また，装着後の破折などに対する補修も比較的容易である．

　一方，前装部には機械的維持のための構造が必要であること，前装部が摩耗しやすいこと，経時的に変色する可能性があること，プラークが付着しやすく歯周組織に為害作用を及ぼす可能性があること，強度が十分でないことなどの欠点を有している．

1. 前歯部ブリッジ（③2①）

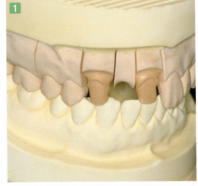
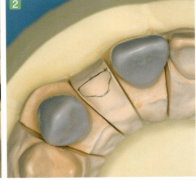
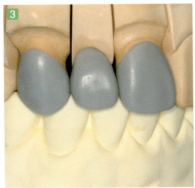
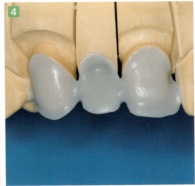

① トリミングの終わった作業用模型．
② 左右側の対称性を考慮し支台装置のワックスパターン形成を行う．ポンティック基底面の接触部位を一層削除する．
③ 左右側のバランスに注意して歯頸部の位置を決定し，ポンティックのワックスパターン形成を行う．
④ ワックスパターンの連結後，隣接接触点と切縁を残し，前装材料のスペースを確保する．連結部は金属色が透過しやすいので舌側寄りに設定する．

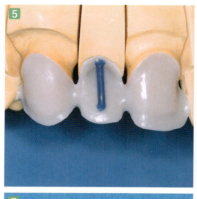
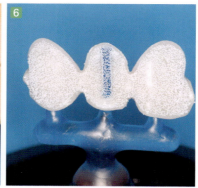

5, 6 前装部には機械的維持のためのループ型のレジン維持装置に加え，接着材を塗布してリテンションビーズを付着する．ワックスパターン内面にビーズが入らないように注意する．ワックスパターンにランナーバーを用いてスプルーを付与する．

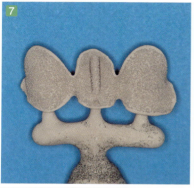
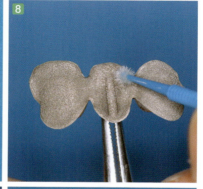

7 鋳造後．
8 スプルー切断後，適合，接触点部等を調整し，色調に影響を与える可能性のある前装部のマージン部を 0.5 mm 削除する．つぎに前装部にアルミナサンドブラスト処理，超音波洗浄後，金属接着プライマーを塗布する．

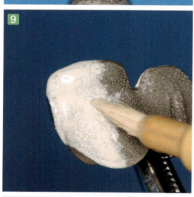
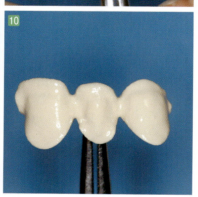

9, 10 オペークレジンは金属色を遮蔽すると同時に，メタルコーピングとレジン前装材とのバインダーとして用いられる．オペークレジンは光を通しにくいことから，光重合タイプでは薄く何回かに分けて塗布し，その都度，重合する．

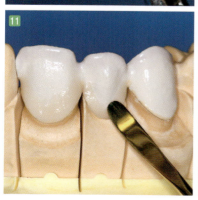
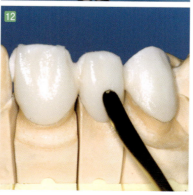

11, 12 天然歯は歯頸部が歯冠中央部より色がやや濃いので，デンティン色より濃い色に調整されているサービカル色レジンを築盛する．デンティン色レジンは歯冠の大部分を占め，色調を再現するために最も重要である．

13, 14 エナメル色レジンは天然歯に見られる切縁部および歯冠全体の透明感を与える．透明層の厚さを考慮し，歯冠の外形をつくりあげる．反対側同名歯等を参考に，審美性，歯周組織との調和，個性等を考慮し，形態を整える．

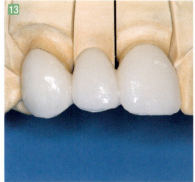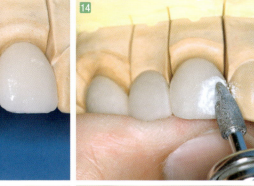

15, 16 カーボランダムポイントによる形態修正の跡をシリコーンポイントでならした後，ブラシやバフに研磨材をつけてつや出し研磨を行う．必要に応じてステイン用レジンを追加する．

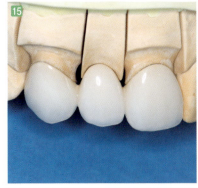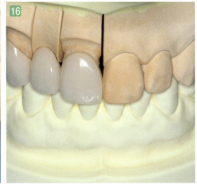

17, 18 連結部直下はプラークが付着しやすいため，余剰なレジンの付着がないこと，研磨が十分であること，レジンと金属との境界が明瞭であること，歯間ブラシ等の清掃器具が使用できる形態であることを確認する．

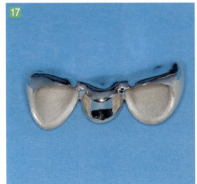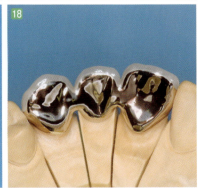

2. 臼歯部ブリッジ（⑦6⑤｜）

19, 20 機能的な補綴装置を製作するためには，半調節性咬合器を用いることが望ましい．それぞれの支台歯部のダウエルピンは平行に植立する．

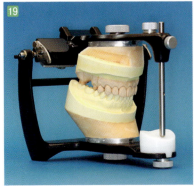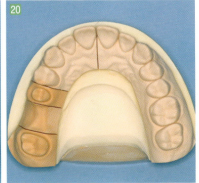

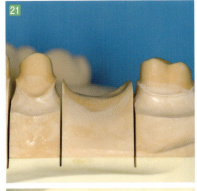 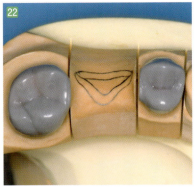

21, 22 支台歯のフィニッシュラインを軟らかめの鉛筆で明示する．通法に従って支台装置のワックスパターン形成を行う．ワックスパターン形成終了後，ポンティック基底面の接触部を模型上に記入する．

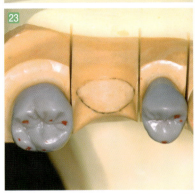 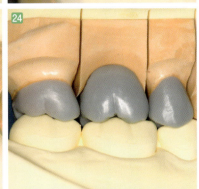

23, 24 模型上に記入したポンティック基底面の接触部を一層削除した後，ポンティックのワックスパターン形成を行う．

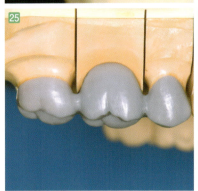 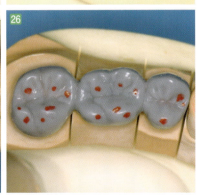

25, 26 それぞれのワックスパターンを連結する．連結することにより咬合関係に狂いが生じていないことを確認する．また，連結部は歯間ブラシ等を用いたメインテナンスが可能な状態にする．

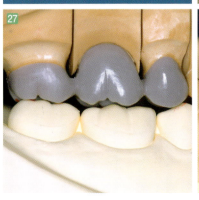 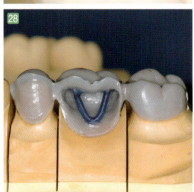

27, 28 模型を咬合器上で側方運動させ，非作業側での咬合接触がないことを確認する．5|は審美性を考慮し，|6ポンティックは金属量を減らすために，窓開けを行う．

29, 30 前装部に接着材を塗布し，リテンションビーズを付着する．鋳造後，作業用模型に適合させ，前装部以外は研磨する．レジン前装材が薄くなり，色調に影響を与える可能性がある辺縁部のリテンションビーズは削除する．

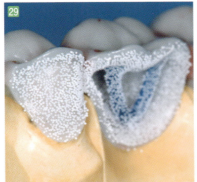
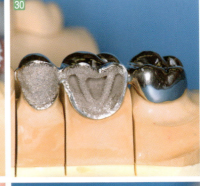

31, 32 レジン前装材の築盛に先立ち，前装部をサンドブラスト処理する．レジン前装材の維持は機械的維持であるが，補助的な維持として金属接着プライマーを塗布し化学的維持を求める．その後，オペークレジンを塗布し，金属色を遮蔽する．

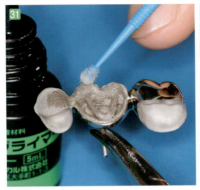
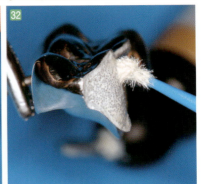

33, 34 色調選択の結果に基づき，サービカル色，デンティン色，エナメル色をそれぞれ築盛し，重合する．必要に応じてトランスルーセントを使用する．

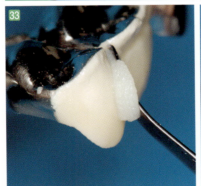
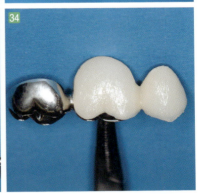

35, 36 形態修正および研磨を行う．レジンと金属との境界に余剰なレジンがないことを確認し，移行的に仕上げる．作業用模型に戻し，歯間ブラシ等の清掃器具が使用できる形態であることを確認し，咬合関係を再度チェックし，完成する．

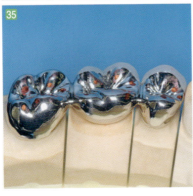
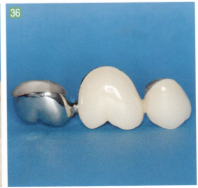

B 陶材焼付ブリッジ(③2①)

　前装部の陶材の審美性とコーピングとしての金属の機械的強度を併せもつ支台装置を応用したブリッジが陶材焼付ブリッジである．陶材焼付用合金は貴金属，準貴金属，非貴金属に分類され，貴金属はプレシャスメタルともよばれ，金・白金を90％以上含むハイノーブル合金，70〜90％程度含むミディアムノーブル合金，70％以下しか含まないローノーブル合金に分けられる．準貴金属はセミプレシャスメタルともよばれ，金を50％程度含む合金，非貴金属はノンプレシャスメタルとよばれ，まったく金を含まない銀・パラジウム系合金とパラジウム系合金，チタン系合金に分けられる．貴金属と非貴金属では，焼付界面の酸化膜が異なる．焼付陶材には低融陶材が用いられる．

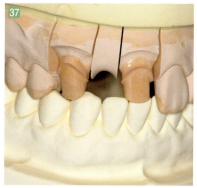
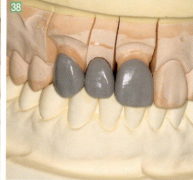

37　作業用模型は歯型可撤式とし，辺縁のトリミングとフィニッシュラインの印記後，石膏表面硬化材とワックス分離材を塗布する．

38　ワックスパターンを形成する．ポンティックは偏側型，リッジラップ型，オベイト型とする．連結後，唇側面のコアを採得する．

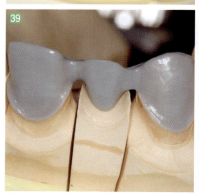
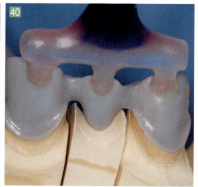

39　ワックススパチュラ等で前装する範囲の窓開けを行う．舌側は3/4以上を陶材でカバーするものと，切縁寄り1/3程度をカバーするものがある．

40　スプルーは，太い円形のランナーバーを用いて切縁部に設定する．

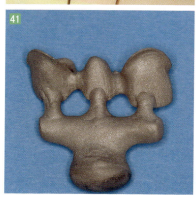
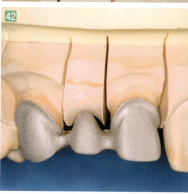

41　陶材焼付用合金にて鋳造後，埋没材の除去，サンドブラスト処理による酸化膜の除去，カーバイドバーによる陶材焼付面の研削を行った後，超音波洗浄を行う．

42　作業用模型上でメタルコーピングの適合を確認する．

43 メタルコーピング表面に酸化膜を形成することと,ガス抜きのため,鋳造体を電気炉内で陶材の焼成温度よりもやや高い温度で10～15分間係留してディギャッシングする.

44 専用液や蒸留水で練和したオペーク陶材を薄く塗布する.

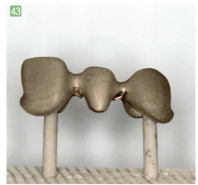
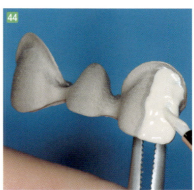

45 炉内で600～960℃まで真空焼成する.オペーク焼成には1回法と2回法があるが,2回焼成法では金属とオペークとの間に生じやすい欠陥の防止と気泡の発生を抑制できる.

46 デンティン色陶材を最終歯冠形態まで築盛する.

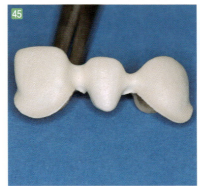
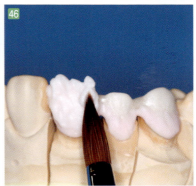

47 本来の象牙質の形態を再現するため,切縁方向に向かってカットバックし,指状構造を付与する.

48 エナメル色陶材を築盛する.陶材は焼成時に収縮するため,大きめに築盛する.作業用模型から撤去し,隣接面部も大きめに築盛する.

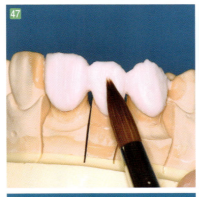
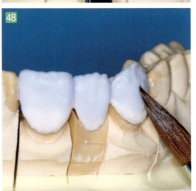

49 築盛終了後,軽くコンデンスし,水分を吸い取った後,炉内で5～7分間乾燥させる.焼成は真空下で,600～940℃で毎分50℃の昇温速度で行う.

50 形態修正や築盛不足部がある場合は陶材の追加築盛,焼成を行う.

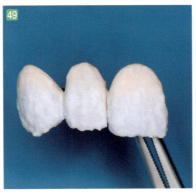
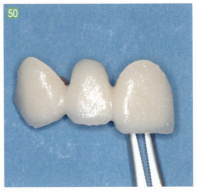

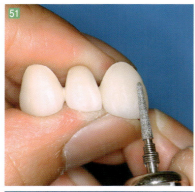
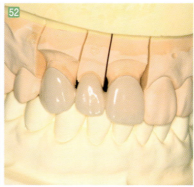
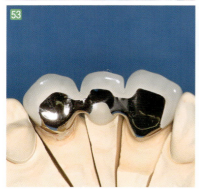
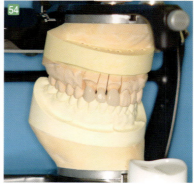

51〜54 最終的にダイヤモンドポイントを用いて形態修正を行う．口腔内に試適し，形態，色調，適合性，咬合状態を確認する．その後，粗造面となった陶材の表面にステイン陶材を付与するステイニングと，表面を滑沢に仕上げるグレージング（つや焼き）を行う．グレージングはグレージングパウダーを用いる方法と，これを用いずに焼成する2種類の方法がある．グレージングは必ず大気焼成にて600〜940℃で毎分50℃の昇温速度で行う．完成したら咬合器上で咬合関係の確認を行う．

C 全部金属ブリッジ（⑦6⑤）

　全部金属ブリッジは機能性，力学的強度，清浄性等を重視して製作される．ポンティックの基底面の形態は，下顎大臼歯部では離底型や船底型が用いられ，上顎大臼歯部ではリッジラップ型や偏側型が用いられる．支台歯の辺縁形態は全周にわたりシャンファー形態が用いられる．使用金属はタイプⅢ，タイプⅣ金合金や金銀パラジウム合金，チタン合金が用いられる．

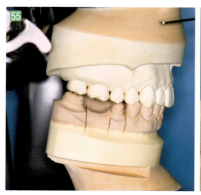
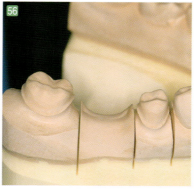

55，56 フェイスボウを用いて上顎模型を咬合器に装着し，インターオクルーザルレコードを用いて下顎歯列模型を装着する．作業用模型は歯型が歯列模型から分割できる歯型可撤式が用いられる．分割された歯型の部分は精密に歯列に戻ることが必要である．

17. ブリッジの製作　169

57　通法に従い支台装置のワックスパターン形成を行う．

58　6̄のワックスパターン形成は基底面を顎堤に固定できるように鞍状型とする．咬合紙を用いて咬合関係を確認し，的確に三点接触を付与し，また側方運動時には離開させる．

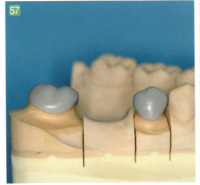
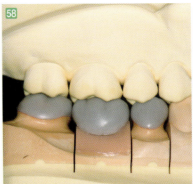

59　支台装置とポンティックのワックスパターンを，鼓形空隙を考慮し，少量のワックスを用いて連結する．その後，ポンティックの基底面を削り，離底型とする．

60　完成したワックスパターンの咬合面観．ポンティックの頰舌径は2/3．

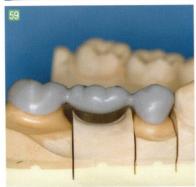
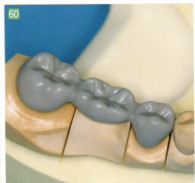

61　4̄の模型を撤去し，5̄近心の隣接接触点にワックスを盛る．

62　ワックスパターンの非機能咬頭にランナーバーを用いてスプルーを付与した後，パターンを歯型から撤去する．

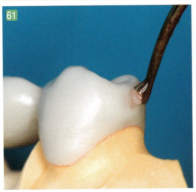
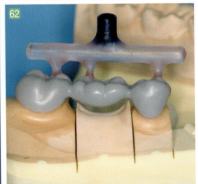

63　一塊鋳造後，埋没材を除去する．残存する微細な埋没材，酸化膜を除去するため超音波洗浄器に入れ，酸処理を5分間行う．

64　フィッシャーバーやディスク等でスプルー部を切断する．

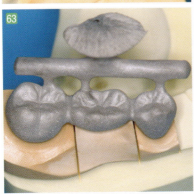
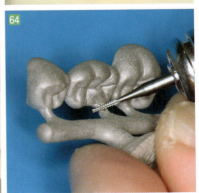

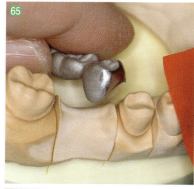
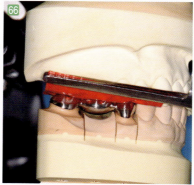
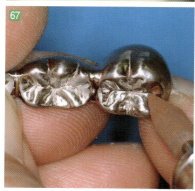
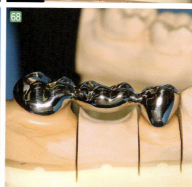

65 ブリッジを作業用模型に戻し，隣接接触点の調整を行う．咬合紙を隣接面に介在し，強く接触する部分を調整し，最終研磨する．

66 作業用模型にブリッジを適合させた状態で，咬合紙を用いて咬合接触点の確認を行う．

67 咬合接触の調整はカーボランダムポイント，シリコーンポイント（茶），咬合面の溝はラウンドバーで調整する．接触点が得られていればシリコーンポイント（青）使用後にバフにルージュをつけて研磨する．

68 完成した全部金属ブリッジ．

D オールセラミックブリッジ (⑤6⑦)

　ジルコニア等の高強度セラミック材料の開発や接着術式の発展，CAD/CAM の応用により，臼歯部ブリッジにも適用可能なオールセラミック修復システムが次々に登場し，オールセラミック修復の選択肢はおおいに広がってきた．セラミック材料は金属と比較して，光の透過があるため，審美性が高く，辺縁歯肉もより自然に近い状態に回復できる．また，生体親和性もきわめて優れており，歯周組織への為害作用が少ないため金属アレルギー症例への応用も可能である．オールセラミックブリッジを成功に導くためには，正しい支台歯形成を行うことが重要である（第2章参照）．

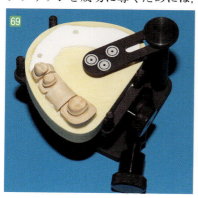
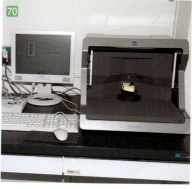

69，70 模型は支台歯，隣接歯，顎堤粘膜部，残存歯部が別々に取り外しできるようにしておく．トリミングを行った後，スキャン方向から見て各支台歯のフィニッシュラインがすべて見える位置で雲台に固定し，スキャナーの中央部分に設置する．

17. ブリッジの製作　*171*

71　各支台歯，顎堤粘膜部を1つずつ別々にスキャンする．

72　スキャン後，画面上で必要な範囲（画面上青の部分）を決定し，不要な部分のデータを削除する．

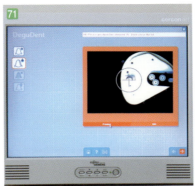
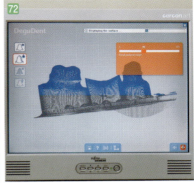

73　画面上で模型を回転させながら，フィニッシュラインの確認を行い，必要があれば修正する．

74　セメントスペースを付与する範囲（画面上茶色の部分），セメントスペースの量，フレームの厚さの各パラメータを決定する．

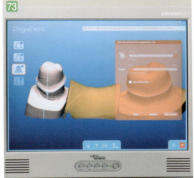
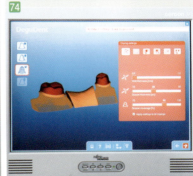

75　ポンティック連結部の位置，厚さ，形状を決定する．基準値以下の場合は赤で表示されるので修正する．

76　ジルコニアブロック．色はメーカーによって異なるが何種類かある．収縮率がバーコードにより厳密に管理されている．

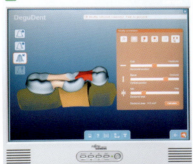
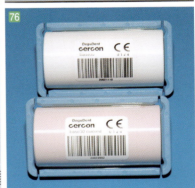

77　荒削り用と仕上げ削り用の2種類のバーを使いミリングする．

78　ナイフ等を用いて慎重にフレームを切り離す．この状態ではチョークのように非常に軟らかいので，チッピングさせないように十分注意する．

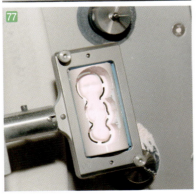
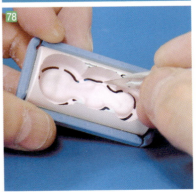

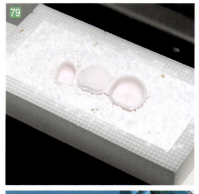
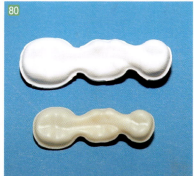

79 フレームを1,350℃で6時間半かけてシンタリング（焼結）する．変形を避けるためアルミナビーズの中に埋めて行う．

80 シンタリング前（上段）とシンタリング後（下段）のフレーム．約30％収縮する．

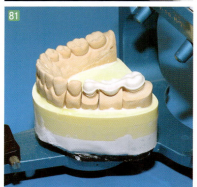
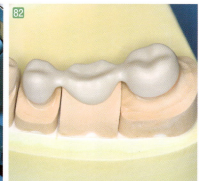

81 シンタリング後のブリッジフレーム．マージン部はチッピングを避けるため厚めにミリングされているので，ダイヤモンドポイントを用い注水下で慎重に調整する．

82 完成したジルコニアブリッジフレーム．

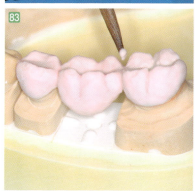
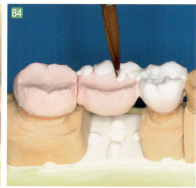

83 熱膨張係数が適合しているジルコニア専用の陶材を築盛する．フレーム調整後に前処理を行い，オペーク陶材の塗布および焼成後，デンティン色陶材の築盛を行う．

84 その上にさらにエナメル色陶材を築盛する．

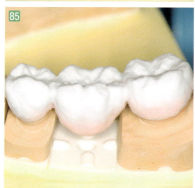
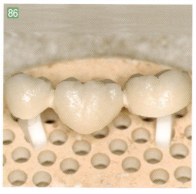

85 エナメル色陶材の築盛が終了した状態．

86 焼成スケジュールに合わせて真空焼成を行う．

17. ブリッジの製作　173

87 咬合調整，形態修正を行う．
88 大気焼成によりグレージングを行い，完成したオールセラミックブリッジ．

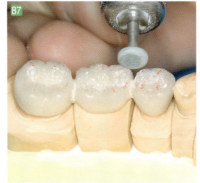
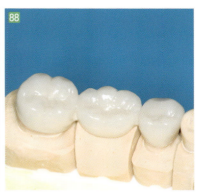

E ろう付け

ロングスパンの鋳造ブリッジや連結冠等の補綴装置を製作する場合に，鋳造収縮，模型の寸法再現性の限界，あるいは印象採得後の支台歯の移動等の原因で，不適合が生じる可能性がある．その対策として，ろう付けを応用する方法がある．補綴装置のパーツを製作しておき，これらを連結固定することで誤差を修正し，精度の高い補綴装置を製作できる．異種合金を組み合わせた補綴装置を製作する場合にも，この手法が用いられる．
　複数のパーツを仮固定する方法として，石膏コアによる方法と即時重合レジンによる方法がある．

1. 石膏コアによる方法

89 <u>76</u>|間のろう付け部は平面とし，間隙は均一に0.05〜0.15 mmとする．前装部はワックスでふさぐ．
90 口腔内に試適し調整した後，ワックストレーにコア用石膏を盛り，位置がずれないよう咬合面に置く．
91 硬化した石膏コアを取り出し，咬合面が印記できていることを確認する．
92 石膏コアの余剰部分を切除し整形する．咬合面部はパーツを正しい位置に戻すために重要である．頰側部は93で視認しやすいように，断面にカットしておくとよい．

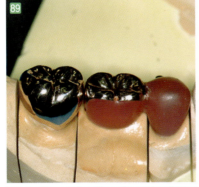
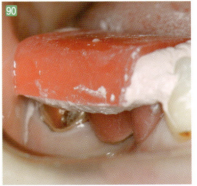
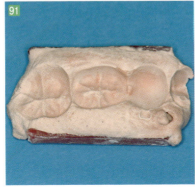
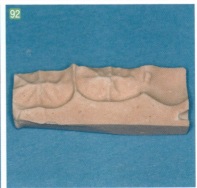

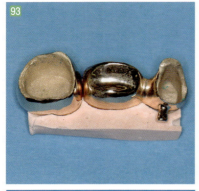
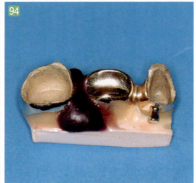

93 2つのパーツを正確に石膏コアに位置づけ，適合を確認する．

94 スティッキーワックスでパーツを石膏コアに固定する．埋没材でろう付け部が埋まらないように，7⏋6⏌間周囲には多めにワックスを盛る．

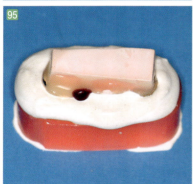
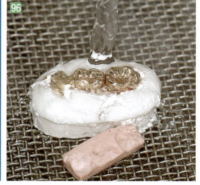

95 パラフィンワックスでボクシングした内側に練和した埋没材を注入した後，固定したパーツと石膏コアを上下反転して半分程度埋没させる．

96 埋没材の硬化後，流ろうしながらパラフィンワックスと石膏コアを除去し，室温で乾燥する．

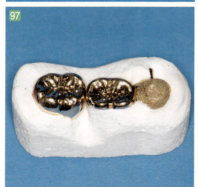
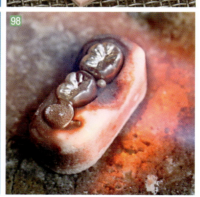

97 ろう付け部の周囲をV字状の形態に整形する．

98 ろう付け部にフラックスを塗布し，埋没材ブロックをろう付け温度より約200℃低い温度まで，電気炉で加熱，係留する．ブローパイプの還元炎で加熱し，ろう付け部に置いたろうを，溶融させる．

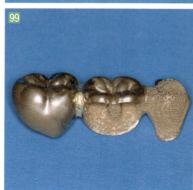
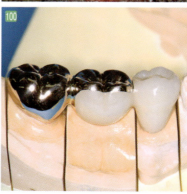

99 ブロックを徐冷後，埋没材を除き，サンドブラスター等で表面の埋没材を除去する．ろうが十分に流れていることを確認する．

100 通法により鏡面研磨まで行った後，ハイブリッド型レジンなどで前装し，最終研磨を行って補綴装置を完成する．

2. 即時重合レジンによる方法

[101] パーツの製作時に，ろう付け部の周囲に突起を付与しておく．

[102] パーツを口腔内に試適した後，重合収縮が小さい即時重合レジン（パターンレジンなど）で，位置が狂わないように仮に連結する．

[103] レジンが完全に硬化した後，補綴装置を口腔外に取り出す．

[104] 連結した2つのパーツを，ろう付け用埋没材に半分程度埋没し，ろう付けを行う．後の技工操作は前述の[94]～[100]と同様である．[101]で付与した突起は研磨時に除去する．

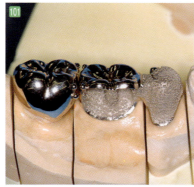
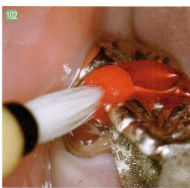
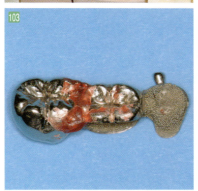
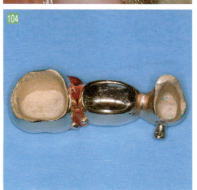

F 接着ブリッジ

接着ブリッジは，健全なエナメル質に対して最小限度の削除に抑えた支台歯に，接着性レジンセメントを用いて強力に接着することによって成り立つ補綴装置である．支台歯に強力に接着するためには，リテーナーの高い適合精度や，メタルフレームの十分な強度が必要である．リテーナーの適合精度のためには精緻な技工操作が要求される．メタルフレームの強度のためには，リテーナーの十分な厚みと，外観や歯周組織に悪影響を与えない範囲での断面積の広い連結部形態を付与しなければならない．

1. 前歯部ブリッジ（③2①）

[105], [106] 歯型可撤式の作業用模型を製作する．ポンティック基底面との接触部を一層削除する．リテーナーのワックスパターンはグルーブ等を細部まで再現する．

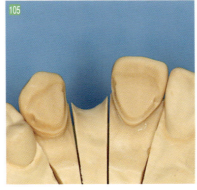
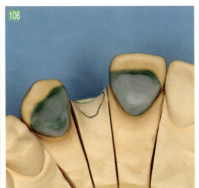

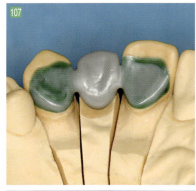 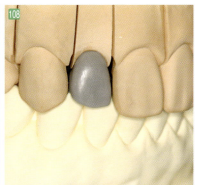

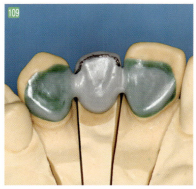 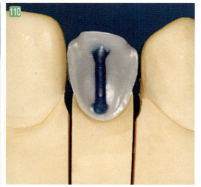

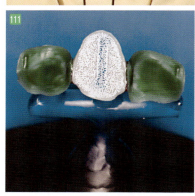 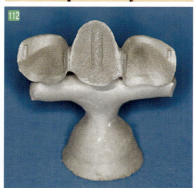

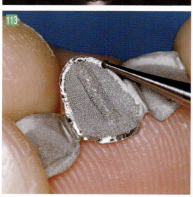 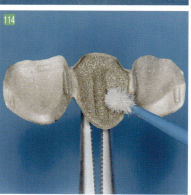

107 ポンティックのワックスパターンを製作してリテーナーと密着させる．リテーナー部が剝離・変形しないように注意しながらワックスを流し，連結する．

108 この段階では唇側面の豊隆も付与しておき，リテーナーが外観に触れないことを確認する．

109 ポンティックの前装範囲は，審美性を考慮すれば切縁部は舌側へ回り込むように設定するが，最終的には咬合関係から判断する．

110 隣接面も同様にリテーナーに接する部分まで窓開けする．窓開けの容積が大きい場合には，大型の維持装置を設置する．

111 窓開け部分に専用の接着材を塗布し，リテンションビーズをふりかける．スプルーを植立しランナーバーを介して円錐台に固定する．

112 金銀パラジウム合金で鋳造したメタルフレーム．細部が忠実に再現されていることを確認する．

113 色調再現性やメタルフレームと前装用レジンの境界部の作業性を考慮して，前装面辺縁部のリテンションビーズを削除しておく．

114 前装部にはアルミナサンドブラスト処理後に金属接着プライマーを塗布して，メタルフレームと前装用レジンの結合強化をはかる．

17. ブリッジの製作　*177*

115　オペークレジンは液状に近いので筆で塗布し，光重合する．光の透過性が低く重合性も低いので，数層に分けて塗布・重合する．

116　リテンションビーズが覆われるまで繰り返す．その後，キャラクタライズ用のペーストを塗布して色調を調整することもある．

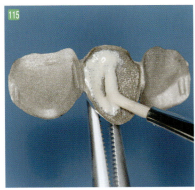 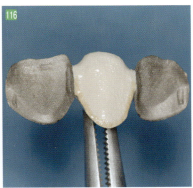

117　歯冠色のレジンはペースト状なので，ヘラ状のインスツルメントで築盛する．まず，歯頸部付近にサービカル色レジンを築盛し，光重合する．

118　続いてデンティン色レジンを築盛・重合する．これらの2層で歯冠部の色調がほぼ決まる．

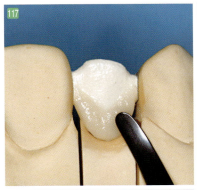 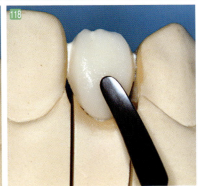

119　最後にエナメル色レジンを築盛して，最終的な歯冠形態を再現する．リテーナーの金属が外観に触れないように外形を仕上げる．

120　光照射して最終重合を行った後，大型のカーボランダムポイントを用いて歯冠形態の修正を行う．

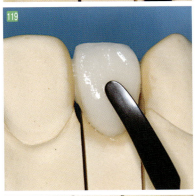 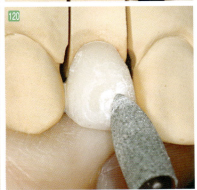

121　小型のカーボランダムポイントを用いて，歯冠表面の溝や隆線等，細部の形態を付与する．

122　前装用レジンの研磨はセラミックスに準じる．荒研磨から進め，最終的には研磨用ホイールとルージュやペーストを用いて仕上げ，前装作業を終了する．

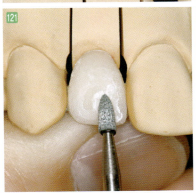 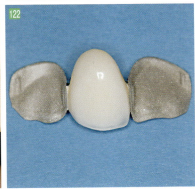

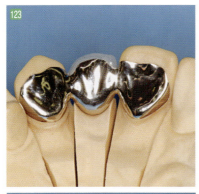
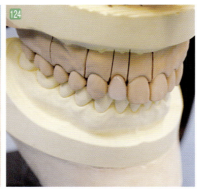

123 メタルフレーム上の把持用ハンドルを削除し，切縁部のメタルフレームと前装用レジンの境界を移行的に仕上げた後，メタルフレーム舌側面を研磨する．

124 作業用模型上で支台歯の歯冠形態とポンティックの形態の調和を確認し，接着ブリッジの完成とする．

2. 臼歯部ブリッジ（⑦6⑤｜）

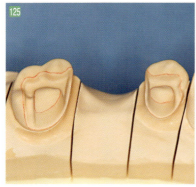
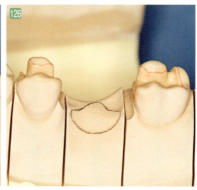

125 臼歯部では，舌側咬頭を取り囲む「D字」型のリテーナーデザインとする．

126 ポンティック基底面はリッジラップ型とし，模型上の接触部を一層削除する．

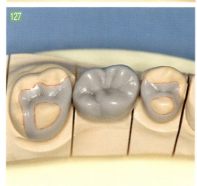
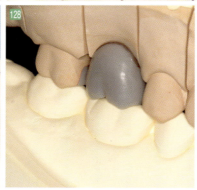

127，128 リテーナーとポンティックのワックスパターン形成を行う．ポンティックへの咬合力負担軽減のため，咬合面の頬舌的幅径は天然歯より小さくする．ポンティックの頬側辺縁の位置は欠損部顎堤の形態や支台歯の豊隆と調和させる．

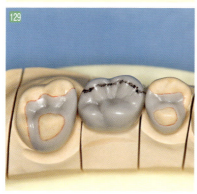
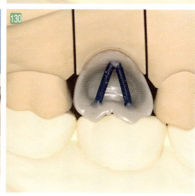

129 ポンティックの前装範囲を決定する．咬合関係に問題がなければ，審美的観点から咬合面の一部を前装用レジンとしてもよい．

130 ポンティック基底面は金属で顎堤に接するように窓開けし，窓開けの容積が大きい場合には大型の維持装置を設置する．

17. ブリッジの製作   *179*

131 リテーナーとポンティックの連結にパターンレジンや瞬間接着材を用いると，毛細管現象で細部に流れ込み，ワックスパターンを変形させることなくなめらかに形成できる．

132 窓開け部には接着材を塗布した後，リテンションビーズをふりかける．

133 スプルーを植立し，ランナーバーで連結する．

134 舌側に把持用ハンドルを設置し，前装作業を行うときの把持部とする．

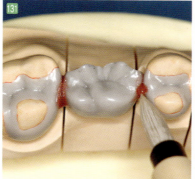
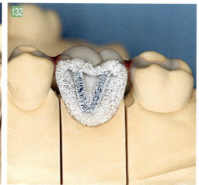
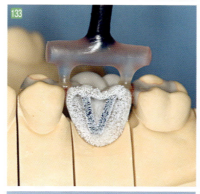
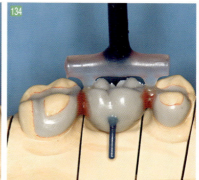

135 ワックスパターンを作業用模型から注意深く撤去し，円錐台に固定する．

136 リテーナーのマージン部に欠損を生じていないことや，グルーブ等が細部まで再現できていることを確認したうえで，クリストバライト埋没材を用いて埋没する．

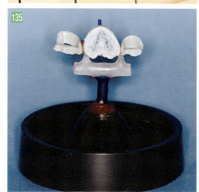
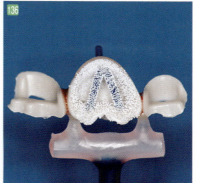

137 金銀パラジウム合金を用いて鋳造を行う．鋳造欠陥の有無を確認し，リテーナーの内面に気泡がある場合には注意深く削除・調整する．

138 スプルーを切断し，模型への適合を確認した後に咬合調整を行う．前装の前に硬化熱処理を施す．

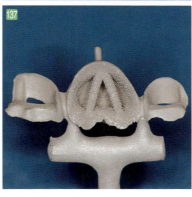
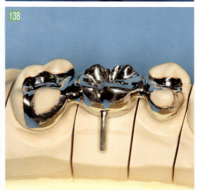

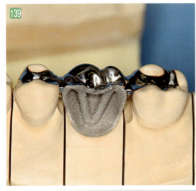
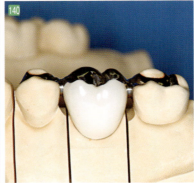
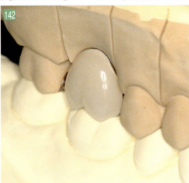

139 メタルフレームを研磨し，ポンティックの前装範囲が適切であることを確認する．その後，前装部辺縁のリテンションビーズを削除する．

140 窓開け部分の接着表面処理後に，前装用レジンの各層を順次築盛・重合し，形態修正を行う．

141 咬合調整を行い，咬合面のメタルフレームと前装用レジンがなめらかに移行するように仕上げる．

142 作業用模型上で，支台歯に対するポンティック頬側の豊隆の調和を確認する．前装部とポンティック基底面を滑沢に研磨し，接着ブリッジを完成する．

コラム6

ポンティック基底面形態

　ブリッジは人工装置であり，生体の失われた部分を補う人工臓器である．歯を失うことによって生じた形態・機能障害の回復をポンティックで解決していくところにブリッジの構造的特徴がある．

　ポンティック基底面形態を設定する際に必要なのは，清浄性の維持，咀嚼機能の回復，構音機能の回復，審美性の確保，そして快適性の付与である．そのため前歯部においては，患者のニーズに応える機能性と審美性を得るために積極的に顎堤を整える補綴前処置も求められる．臼歯部においては，咀嚼時の食片流路および清浄性の要件を満たすように考慮し，さらに快適性と審美性についても満足するように設計しなければならない．

　ポンティック基底面形態の有する特徴をよく理解し，欠損した部位に求められる要件と顎堤の状態を考えてポンティック基底面形態を設計することが重要である．

18 口腔内試適と装着

　完成したクラウンは，模型上で調整した後に，口腔内で試適，調整を行い，いよいよ装着されることとなる．口腔内試適時には，最初に隣接接触関係の確認，調整を行い，続いて歯頸側辺縁の適合状態，クラウン内面の適合状態，咬合接触状態と順次確認を行う．

　間接法の術式で製作したクラウンは，通常200～300μm高い状態で完成される．これは，間接法が歯根膜等，実際の口腔に備わっている環境を完全に再現するものではないこと，開口状態で印象採得を行うこと等に起因する．このため，生体の状態を模型で完全には再現できていない部分を口腔内で調整することにより補完する必要がある．

　100μm以上の高い咬合は外傷性変化を惹起し，咬合痛，冷水痛，さらには歯髄炎を引き起こす危険性がある．適応領域といわれる30～100μmであっても歯根膜の感覚閾値に影響を及ぼす．最終的には10μm以内の精度で口腔内に装着することが望ましいことから，調整の手順，使用器具の選択には慎重でなければならない．装着に際して，慎重な経過観察が必要と判断される場合は，仮着を経て装着することになる．正しく調整されたクラウンブリッジにより歯ないし歯列の欠損が回復された後，患者一人ひとりに適切な間隔を設定して術後管理に移行する．

１，２　完成したクラウンを口腔内に試適する場合，隣接接触関係を最初に確認する．隣接接触関係の確認にはコンタクトゲージを用いる．部位（主として臼歯部）によってはコンタクトゲージホルダーを使用するとよい．

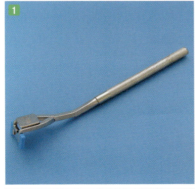

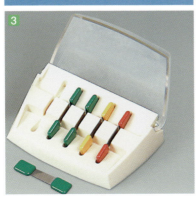

３　50μm（緑），110μm（黄），150μm（赤）の厚さのコンタクトゲージのセット．
４　一般的に，厚さ50μmが挿入可能で110μmが挿入できない状態が適切である．厚さ150μmが挿入可能な場合，食片圧入の危険性が高い．

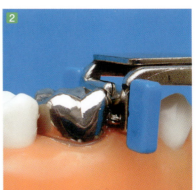

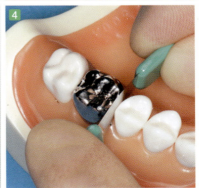

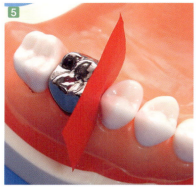 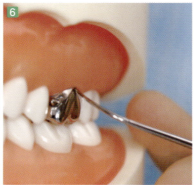

5 咬合紙（厚さ35μm）を隣接歯とクラウンの間に入れ，引き抜くことで調整が必要な隣接接触部位を明示できる．赤いカーボンで印記された箇所を調整する．

6 クラウンの浮き上がりがないかを確認する．

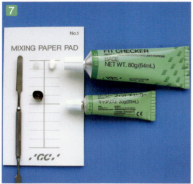 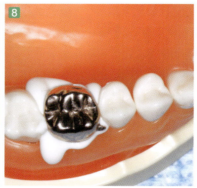

7，8 シリコーン系適合試験材料のベースとキャタリストを練和し，クラウン内面に盛り，支台歯に圧接する．均一で薄い層になっていれば良好であるが，当たりが強い箇所が見つかればラウンドバー等で削合し調整する．最後に探針でマージンの適合を確認する．

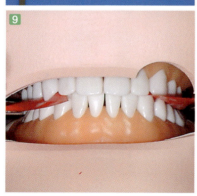 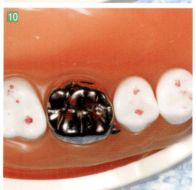

9 咬合紙による咬合接触状態の確認を行う．両側を同時に調べることで偏位した咬み方を避け，咬頭嵌合位での咬合状態を正しく知ることができる．

10 赤いカーボン紙による印記でクラウンと隣接歯の咬合接触状況を比較し確認する．

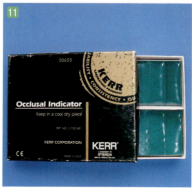 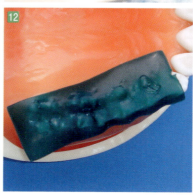

11，12 咬合検査用のオクルーザルインジケーターワックスを咬ませることにより，咬合接触部位に圧痕が印記される．咬合が高い部位ではワックスが透けて見える．ワックスであるため，変形しやすい点に注意する．

18. 口腔内試適と装着　183

13, 14 オクルーザルレジストレーションストリップスを引き抜き，咬合接触状態を確認する．本ストリップスは厚さ12μmと薄いため，高い精度で咬合検査が可能である．ただし，咬合接触部位は印記されないので，調整時には咬合紙との併用が必要である．

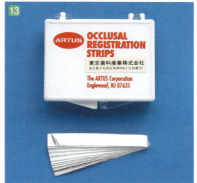
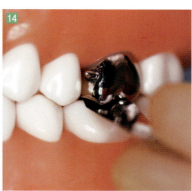

15, 16 サンドペーパーコーン，茶のシリコーンポイント，青のシリコーンポイントで研磨を行う．各ポイントとも軽圧で使用する．

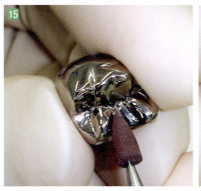
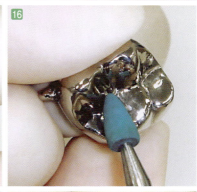

17, 18 調整により装着できる状態となったクラウンのリムーバルノブをカーボランダムポイントで除去し，シリコーンポイントで研磨する．ルージュを塗布したチャモイスホイールでつや出し研磨を行い，装着の準備が整う．

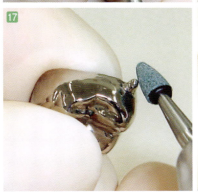
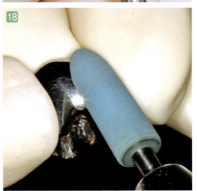

19 クラウン内面に合着用セメントを満たし，支台歯に手指にて圧接し，咬合を確認した後，セメントの硬化を待つ．セメント硬化後，探針やフロスで余剰セメントを除去する．

20 装着したクラウンの咬合面観を示す．

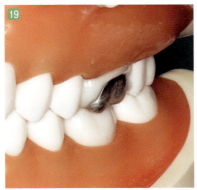
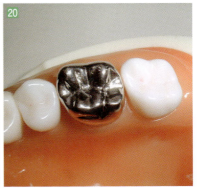

19 オクルーザルスプリントの製作

　装着した補綴装置を長期にわたり維持するためには，補綴装置装着後の対応が重要である．
　補綴装置装着に伴うトラブルの原因の一つに力学的・材料学的な問題がある．特に睡眠時ブラキシズムがある場合は，過度な咬合力が加わるため，脆性材料を使用する陶材焼付冠やオールセラミッククラウンの破折，レジン前装冠の前装面の摩耗や剝離，ロングスパンブリッジの連結部の破損，失活歯の歯冠・歯根破折等を惹起しやすい．そのため，症例に応じて適切な補綴装置を選択し，補綴装置や歯質の強度を確保することが重要である．しかし実際の臨床では睡眠時ブラキシズム症例に対して，これらの補綴装置を装着せざるをえないことも少なくない．そのような場合には，補綴装置装着後にオクルーザルスプリントを使用して咬合力をコントロールする必要がある．オクルーザルスプリントは一般に上顎歯列を被覆するように製作し，上下顎歯列の直接的な接触を避け（緩衝性），咬合力の分散作用により力学的・材料学的なトラブルを減少し，さらには，歯周組織へ加わる力を軽減することも期待できる．睡眠時ブラキシズム症例の口腔内を長期に維持するためには必須である．
　オクルーザルスプリントにはソフトタイプとハードタイプがある．ソフトタイプは過度な咬合力により，早期に破損することがあるので注意が必要である．ハードタイプは流し込み法や加圧吸引法により製作する．流し込み法は，一般に上下顎歯列模型を咬合器に装着して製作するため，加圧吸引法と比較して技工操作が煩雑となるが，口腔内で安定した咬合接触を付与することが容易となる．一方，加圧吸引法は熱可塑性シートを模型に圧接するため，技工操作は簡便であるが，そのまま口腔内に装着すると開口状態となり，口腔内で安定した咬合接触を付与するためには咬合調整の他に即時重合レジンを用いて咬合面再構成が必要なこともある．
　オクルーザルスプリントは夜間のみの使用とし，未使用時は水中保管または義歯洗浄液中保管とする．
　本書では，簡便な加圧吸引法のハードタイプの製作法を示す．

19. オクルーザルスプリントの製作　*185*

1　上顎歯列の印象採得を行う．

2　石膏模型を馬蹄形にトリミングし，設計線を記入する．適合をよくするためサベイヤーを使用し，維持部として臼歯部頰側のアンダーカット量 0.25 mm までを覆い，舌側はブロックアウトする．

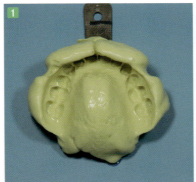
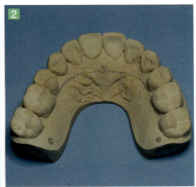

3　前歯部の唇側は切縁をわずかに覆う程度とし，舌側は歯肉を覆い，装置に幅をもたせて強度を確保する．

4　加圧吸引器を用いてシートを成形する．このときにシートの軟化（加熱）が不十分だと，適合性が低下する．

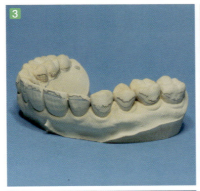
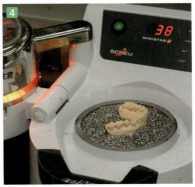

5　シートの温度が十分に下がってから撤去する．

6　設計線に従ってトリミングし，研磨する．

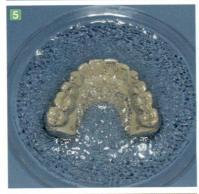
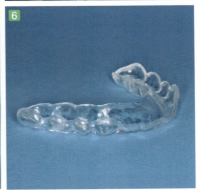

7，8　適合および咬合状態を確認する．左右均等に接触するように調整する．前方運動時のガイドは前歯部，側方運動時のガイドは一般的には作業側の犬歯のみ，あるいは犬歯および小臼歯とする．

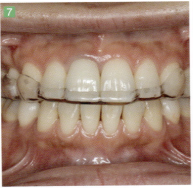
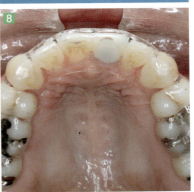

索 引

あ

アーク融解　119
IPS e.max®　145
IPS エンプレス®　145
アシスタント　56, 57
アタッチメント　13
圧痕　182
圧接法　107, 111
圧排用コード　52, 53, 54, 56, 57
荒研磨　121, 131, 132, 177
アルゴンキャスター　134
アルジネート印象材　49, 97
アルミナ　47, 50
アルミナ強化ガラスセラミックス　145
アルミナコア　145
アルミナサンドブラスト処理　159, 162
アルミナビーズ　172
アルミナ粉末　145
アルミナ粒子　126, 127
鞍状型　13, 169
アンダーカット　18, 29, 43, 58, 74, 94, 96, 100, 102, 103, 160, 185
アンダーカントゥア　10
アンレー　11

い

鋳型　117, 119
維持装置　11, 176, 178
維持部　102, 185
一次印象　55
一次焼成　151, 152
一次石膏　95, 100, 102, 104
一塊鋳造　169
1歯対1歯　6
1歯対2歯　6

イヤーロッド　88, 89
インサイザルテーブル　87, 98, 99
インサイザルピン　87, 93, 98, 99
印象採得　52, 78, 149, 150, 155, 185
印象体　150
印象用器材　52
印象用コーピング　106
インセラム®　145
インターオクルーザルレコード　83, 89, 97, 98, 99, 168
インナーワックス　44, 46
インプラント　12, 79, 106
インプラントアナログ　79, 106
インプラント支台クラウン　15

う

ウイングレス形成　24
ウォルセラム®　145

え

エアバリア材　143
エアブロー　48, 50, 56
エアベント　135
エナメル色陶材　137, 139, 147, 151, 152, 167, 172
エナメル色レジン　128, 130, 163, 177
エナメル色ワックス　136
エプロン　101
エマージェンスプロファイル　4, 105, 107, 109, 112, 149
LEDライト　82
L字型　41
遠心鋳造　119
遠心面　4

円錐台　46, 117, 118, 126, 135, 176, 179

お

嘔吐反射　156
応力　47
OHRQOL　1
オートミックス　48
オーバーカントゥア　10
オールセラミッククラウン　11, 82, 145, 147
オールセラミック修復　170
オールセラミックブリッジ　170
オクルーザルインジケーターワックス　182
オクルーザルスプリント　184
オクルーザルレジストレーションストリップス　183
オフセット　36
オベイト型　13, 166
オペーク色ワックス　136
オペーク陶材　137, 138, 167, 172
オペークレジン　128, 142, 162, 165, 177

か

加圧吸引器　185
加圧吸引法　184
加圧鋳造法　119
カートリッジタイプ　64
カーバイドドリル　102
カーバイドバー　53, 58, 60, 65, 66, 67, 68, 71, 73, 74, 75, 76, 79, 100, 103, 104, 131, 136, 166
カーボランダムポイント　29, 45, 71, 121, 123, 124, 131, 135, 143, 163, 170, 177, 183

索引

概形印象　58
概形印象材　55
概形印象採得　55
概形成　25, 78
外形線　52, 53
外耳道　87, 88
外斜面　33
外傷性変化　181
回転防止溝　100, 102, 103, 104
ガイドグルーブ　20, 21, 24, 27, 28, 30, 32, 33, 35, 148
解剖学的形態　112
界面活性剤　95, 117, 118, 135
下顎運動　6, 87
下顎前方位　90
下顎側方位　90
化学的維持　165
下顎歯列模型　63, 93, 98, 168
下弓　91, 99, 100
顎間関係の記録　83
ガス炎　119
ガス抜き　167
仮想咬合平面　86
仮着　181
仮着用セメント　69
カットバック　125, 139, 152, 167
カッパーバンド　64
可撤性ブリッジ　13
窩洞　18
顆頭球　91, 92
窩洞形成　42
可動性連結装置　12
顆頭点　87
加熱重合　143
加熱膨張　117, 119
ガム　105, 106
ガム付き模型　105, 106
ガム用印象材　105, 106
ガラス浸潤アルミニウム
　　セラミックス　145
ガラスビーズ　152
カルボン酸系　69
顆路　90, 93
顆路下方指導板　92

眼窩下点　88
還元炎　119, 120, 135, 174
患者情報　80
間接法　49, 67, 74
完全焼結　158
寒天-アルジネート連合印象法　49
寒天印象材　49
カントゥア　4, 10, 71, 107

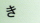

キーアンドキーウェイ　12, 45
機械加工　145
機械研磨法　123
機械的維持　161, 165
機械的嵌合力　126
機械的強度　166
貴金属　166
技工指示書　80, 81
技工用光線照射器　128
技工用重合器　131
技工用中間重合器　130
基準平面　87
既製金属ポスト　51, 72
既製トレー　52, 59, 61
既製プラスチッククラウン　65
既製プラスチッククラウン応用法　65
既製有孔トレー　55, 57
基底部　101
機能咬頭　5, 19, 22, 27, 32, 33, 69, 115, 155
機能咬頭外斜面　21, 35
機能性モノマー　126
機能的要件　3
気泡　64, 66, 70, 74, 75, 76, 78, 95, 97, 102, 105, 106, 118, 129, 130, 135, 160, 179
キャスティングライナー　117
キャストサポート　89
キャタリスト　54, 55, 57, 61, 64, 122, 182
CAD/CAM　145, 146, 154, 160, 170
CAD/CAM冠　11

CAD/CAM法　15
CAD/CAM用硬質レジン
　　ブロック　154
CADソフト　157
キャビティ　18
キャラクタライズ　141
吸引鋳造法　119
QOL　1
臼歯部ブリッジ　39, 41, 163, 178
臼歯離開咬合　6
吸水膨張　118
凝固収縮　117
頰舌側面形態　10
頰舌的アンダーカット　17
頰側咬頭　35
頰側面　4
頰粘膜　62
鏡面研磨　141, 174
金冠バサミ　65, 70, 78, 94, 106
金銀パラジウム合金　42, 119, 120, 121, 168, 176, 179
金合金　42
銀合金　42
近心面　4
金属アレルギー　142, 170
金属色　128
金属スパチュラ　54, 68
金属接着プライマー　126, 127, 162, 165, 176
金属融解法　119
銀・パラジウム系合金　166

隅角　23, 108, 155
クラウン　1, 11
　　─の名称　4
クラウンブリッジ　1
　　─の要件　3
クラウンブリッジ補綴　1
グラスファイバー　142
クランプ　87
クリアランス　22, 32, 62, 149, 155

クリストバライト埋没材
　　117, 179
クリセラ®　　145
グルーブ　　18, 36, 39, 175, 179
グループファンクション　　6
グレージング　　137, 141, 147, 151, 152, 168, 173
グレージングパウダー　　141, 168
Chromascope®　　80

け

ケイ酸ランタンガラス　　145
形成用ポイント　　17
継続歯　　11
形態修正　　124, 131, 140, 143, 147, 151, 152, 163, 165, 167, 168, 173, 180
減圧下焼成　　137
犬歯誘導咬合　　6
研磨　　117, 123, 131, 140, 141, 144, 153, 159, 165, 170, 177, 180, 183, 185
研磨材　　159, 163
研磨熱　　132
研磨用ホイール　　177

こ

コア　　19, 21, 24, 26, 27, 29, 105, 106, 133, 134, 148, 149, 166
コア用石膏　　173
コア用レジン　　48
誤飲　　114
溝　　18, 20, 69, 96, 177
高温鋳造用　　117
光学印象　　156
硬化収縮　　110
硬化熱処理　　121, 179
高強度セラミック材料　　170
口腔内試適　　136, 181
口腔内スキャナー　　64, 156
口腔に関連したQOL　　1

咬合印象法　　62
咬合印象用ディスポーザブルトレー　　62
咬合印象用トレー　　62, 63
咬合縁　　5
咬合関係　　5, 168, 169, 176
咬合器　　63, 85, 86, 89, 90, 99, 100, 112, 168
咬合器装着　　87, 97, 99
咬合検査用　　182
咬合高径　　83
咬合採得　　83
咬合採得用シリコーンゴム　　83, 85, 90
咬合紙　　83, 113, 122, 140, 169, 170, 182
咬合支持　　86
咬合床　　86
咬合状態　　168
咬合性外傷　　6
咬合接触関係　　71, 76, 83, 86, 97, 113, 115, 121, 124, 140
咬合接触状態　　116, 182, 183
咬合接触点　　170
咬合接触部位　　77
咬合調整　　6, 21, 71, 76, 122, 147, 153, 158, 173, 179, 180
咬合痛　　181
咬合平面板　　97
咬合面　　4, 17, 33
咬合面維持部　　59
咬合面形態　　5, 68, 69, 74, 113, 144
咬合面溝　　36
咬合面再構成　　184
咬合力　　184
硬質石膏　　94, 96, 97
高周波誘導融解　　119
合着材料　　50
合着用セメント　　183
咬頭　　5
咬頭嵌合位　　6, 40, 62, 68, 69, 71, 73, 74, 76, 83, 85, 86, 90, 93, 97, 122, 182
高透光性ジルコニア　　160
咬頭対窩　　6

咬頭対辺縁隆線　　6
咬頭頂　　5
咬頭隆線　　116
後方基準点　　87
後方基準点指示棒　　87, 88
高密度フィラー　　142
高密度焼結型アルミニウムセラミックス　　145
誤嚥　　114
コーヌステレスコープ外冠　　13
コーヌステレスコープ内冠　　13
コーピング　　166
コーン　　115
鼓形空隙　　8, 108, 109, 169
個歯トレー　　58, 60, 62, 63, 64
個歯トレー印象法　　52, 58, 64
個人トレー　　52, 54, 61, 149, 150
骨隆起　　62
固定性ブリッジ　　12
固定ねじ　　91
コバルトクロム合金　　157
4/5クラウン　　11, 12, 35
ゴムリング　　103
根管充填材　　42, 43
根管清掃用ブラシ　　47, 50
根管バー　　42, 43, 46
コンタクトゲージ　　9, 181
コンタクトゲージホルダー　　181
コンデンス　　137, 138, 140, 147, 167

さ

サービカル色陶材　　137, 138, 152
サービカル色レジン　　128, 162, 177
最終研磨　　170, 174
最終重合　　131, 177
材料的要件　　4
作業側顆路　　92
作業側側方顆路角　　92
作業用模型　　44, 79, 94, 104,

113, 155, 161, 165, 166, 168, 170, 178
削除量　19, 21, 27
サベイヤー　185
酸化アルミニウム　126
三角隆線　5, 116
酸化クロム　124
酸化チタン　156
酸化鉄　124
酸化物　120
酸化膜　120, 127, 136, 137, 166, 167, 169
暫間上部構造　79
三次元スキャナー　64
三次元的位置関係　87
酸処理　127, 135, 169
酸処理剤　120
残存歯　83
三点接触　169
サンドブラスター　120, 174
サンドブラスト処理　144, 165, 166
サンドペーパーコーン　69, 77, 121, 123, 124, 135, 183
酸浴　120
残留応力　55

し

仕上げ　141
仕上げ研磨　67, 79, 131, 132, 144
仕上げ用ポイント　17
シートワックス　98, 102
シェードガイド　80, 81, 136
シェードセレクション　80, 81
シェードタブ　81
歯科技工士　80
歯科金属アレルギー　2
歯科用金属　117
歯間鼓形空隙　107
歯冠色材料　125
歯冠色ワックス　136
歯間ブラシ　164, 165
歯間離開度　9
色調選択　80, 136

軸面　17, 18, 19, 69, 112, 155
軸面形態　124
歯型　44, 47, 100, 101, 104, 106, 107, 109, 122, 144, 151, 168
―― の分割　86, 99, 105
歯型可撤式　94, 151, 166, 168
―― の耐火模型　151
歯型可撤式作業用模型　86, 99, 101, 142
歯型固着式　94
歯頸部辺縁形態　17
歯型分割　151
歯根破折　47
歯根膜の感覚閾値　181
歯周組織　2, 170
矢状顆路角　92
矢状顆路傾斜板　92
矢状顆路ロックレバー　92
指状構造　129, 139, 167
自浄作用　10
歯髄炎　181
自然光　81
支台歯　4, 17, 105
支台歯形成　16, 51, 148, 154, 160, 170
支台歯辺縁歯肉　105
支台装置　4
支台築造　42
試適　158, 168
歯肉圧排　26, 58, 60, 149
歯肉圧排用コード　149
歯肉縁　32, 36
歯面処理材　50
ジャケットクラウン　11, 30
ジャケットクラウン用コンポジットレジン　142
シャンファー　18, 22, 23, 24, 29, 36, 37, 38, 39, 148, 149, 168
重合　128, 153
重合収縮　142
縮合型シリコーンゴム印象材　64
術後管理　181

術前の印象応用法　70, 72
準貴金属　166
上下顎歯列模型　63, 85, 91, 93, 97, 98
上顎歯列　185
上顎歯列模型　86, 87, 89, 91, 97, 168
小窩裂溝　5, 123
上弓　91, 98
焼結　172
条件等色　82
焼成　137, 141, 151, 172
小突起　121
上部鼓形空隙　9
食片圧入　9, 181
食物残渣　69, 77, 123
ショルダー　18, 24, 142
シランカップリング剤　153
シラン処理　48, 148
シリコーンガム模型　79
シリコーン系適合試験材料　182
シリコーンゴム印象材　43, 52, 54, 55, 56, 70, 72, 77, 87, 105, 133, 134, 148, 150, 155
シリコーンポイント　77, 123, 124, 131, 132, 135, 140, 144, 163, 170, 183
シリンジ　44, 52, 57
ジルコニア　145, 157, 170
ジルコニアコーピング　11, 146, 160
ジルコニアクラウン　160
ジルコニア修復　160
ジルコニアブリッジフレーム　172
ジルコニアブロック　171
歯列模型　94, 99, 100, 101, 102, 104, 105, 106, 122, 168
しわ　105, 109, 112
真空焼成　137, 138, 147, 167, 172
真空練和器　118, 135
人工歯根　12
浸漬法　107, 110
浸漬法専用ワックス　110
唇側面　4

シンタリング 157, 158, 172
振動法 139
審美情報 80
審美性 133, 145, 166, 170
審美的要件 4

す

水平的顎位 83
睡眠時ブラキシズム 184
スキャナー 155, 170
スキャニング（口腔内） 156
スキャニング（模型） 155
スキャン 146, 171
スクリューバー 44
スチームクリーナー 120, 124, 127, 132, 143
スティッキーワックス 84, 95, 98, 174
ステイニング 145, 146, 168
ステイン陶材 137, 141, 168
ステイン用レジン 163
ステンレス製のポスト 51
ストッパー 58
ストリップス 152, 153
スパチュラ 43
スプルー 45, 117, 121, 126, 133, 134, 135, 162, 166, 169, 176, 179
スプルー線 119
スペイシー咬合器 97
スペーサー 55, 58, 62
スペース 67
スマイルライン 80
寸法精度 58
寸法変化 55, 56

せ

生活の質 1
清浄性 8
脆性材料 184
生体親和性 145, 170
生物学的要件 3
精密印象 54, 57
精密印象採得 52, 55

精密印象材 55, 96
精密印象法の変遷 64
石英埋没材 117
積層 143
積層圧接 56
積層造形 157
切縁 4, 17
設計線 185
石膏系埋没材 117
石膏コア 173
石膏泥 98
石膏表面硬化材 92, 93, 107, 110, 166
石膏模型 77, 185
切削加工 157
切歯指導テーブル 93
接触式プローブ 155
接触点 69, 107, 108, 113, 134, 170
舌側咬頭 35, 40, 41
舌側面 4, 33
舌側面形態 108
切端咬合位 90
接着 159
接着材 165
接着性レジン 152, 153
接着性レジンセメント 13, 37, 142, 160, 175
接着ブリッジ 13, 37, 41, 175
　――の支台装置 11
セミプレシャスメタル 166
セメント 50
セメントスペース 171
セラエステ® 145
セラミック材料 145, 170
線角 22, 23, 34
前歯部ブリッジ 37, 161, 175
前処理 126, 172
前装冠 11
　――のための支台歯形成 24
前装冠用レジン 161
前装範囲 125, 178, 180
前装部 125
前装用レジン 131, 177
セントリックロックレバー 91
全部金属冠 11, 12, 14, 74, 75
　――のための支台歯形成 20
全部金属ブリッジ 168
全部被覆冠 11, 42
前方位 71, 90
前方運動 153, 185
前方滑走運動 6
前方基準点 87, 88
前方基準点指示板 89
前方基準点指示棒 87, 89

そ

早期接触部位 122
装着 181, 183
即時重合レジン 49, 52, 53, 58, 59, 62, 66, 68, 70, 72, 74, 75, 76, 78, 79, 93, 173, 175, 184
即時重合レジン応用法 67
側方運動 21, 153, 164, 169, 185
側方滑走運動 6, 93
側方顆路角 92
ソフトタイプ 184

た

耐火模型 145, 150, 151
帯環効果 43
大気焼成 168, 173
耐久性 142
対合歯 63, 109, 113
対合歯列模型 74, 94, 97
ダイソー 100, 104
タイプIII金合金 168
タイプIV金合金 168
耐摩耗性 142
ダイヤモンドポイント 23, 26, 27, 29, 31, 34, 36, 38, 40, 51, 131, 135, 168, 172
ダイロックトレー 94
ダウエルピン 86, 87, 94, 95, 99, 100, 102, 103, 104, 163
ダウエルピンの後付け法 101
多官能性モノマー 142

多値パターン　155
タッピング運動　62
ダブルミックス印象法　52, 56
単一印象法　52, 54
探針　182, 183
弾性　55, 56
弾性印象材　52
弾性係数　47
弾性ひずみ　55, 56

ち

チェアタイム　67
チェックバイト法　90
知覚過敏　148
築盛　128, 130, 137, 138, 147, 151, 165, 167, 172, 177
築造窩洞　44
チタン系合金　166
チタン合金　168
チッピング　171, 172
着色　123
着脱操作　68, 71
チャネルトレー　94, 151
チャモイスホイール　69, 77, 124, 131, 183
中心窩　5
中心溝　5
鋳造　45, 47, 117, 119, 134, 135, 166, 179
鋳造機　120
鋳造欠陥　179
鋳造支台築造　42
鋳造収縮　118, 173
鋳造体　45, 107, 117, 120, 121, 126, 135, 167
鋳造ブリッジ　173
鋳造用金属　119, 161
鋳造用合金　117
鋳造用ワックス　115
鋳造リング　117, 118, 119, 120
超音波洗浄　127, 141, 162, 166
超音波洗浄器　120, 124, 169
超硬質石膏　44, 49, 63, 94, 95
彫刻刀　100, 109, 125, 134

彫刻法　107
調節性咬合器　115
直接法　47, 51, 65, 67
──のレジン支台築造　47

つ

つや出し研磨　69, 77, 124, 131, 132, 163, 183
つや出し研磨材　124
つや焼き　137, 141

て

D字型　39, 178
ディープシャンファー　18, 24, 29, 33, 34, 35, 48, 142, 154, 160
低温鋳造用　117
ディギャッシング　136, 137, 167
抵抗形態　43
ディスク　121, 135, 151, 169
ディスペンサー　64, 85
ディッピング法　110
低融陶材　166
テーパー　18, 19, 23, 24, 31
適合　4
適合検査材　122
適合状態　121
適合性　42
デザインナイフ　101, 106
デュアルキュアタイプ　48
電解研磨法　123
点角　22, 23, 34
電気加熱装置　110
電気炉　119, 120
デンティン色陶材　137, 138, 147, 151, 167, 172
デンティン色レジン　128, 130, 162, 177
デンティン色ワックス　136
テンポラリーアバットメント　79

と

陶材　133, 166
陶材焼付冠　11, 14, 24, 125, 133, 141
陶材焼付ブリッジ　166
陶材焼付用合金　134, 135, 166
トーチランプ　88
都市ガス-酸素　134, 135
トランスルーセント　165
トランスルーセント陶材　137, 139, 151, 152
トリミング　68, 70, 73, 75, 76, 78, 79, 86, 97, 98, 99, 105, 107, 111, 151, 161, 166, 170, 185
ドロップオンテクニック　107, 115
遁路　5, 105, 106

な

内縁上皮　53
内斜面　20, 35, 116
ナイフエッジ　18, 23
内部応力　117
内面　4
中研磨　123, 131, 132
流し込み法　184

に

2回焼成法　167
二ケイ酸リチウムガラスセラミックス　145
二次印象　55
二次齲蝕　148
二次焼成　140, 151, 152
二次石膏　96, 100, 101, 103, 104
二重同時印象法　44, 52, 56, 57, 64
2値パターン　155
二面形成　21, 28, 29

ぬ

ぬれ性　117

ね

熱膨張係数　172

の

ノーマルカントゥア　10
ノンプレシャスメタル　166

は

パーシャルベイク　133
ハードタイプ　184
背景色　82
バイトフォーク　87, 88, 89
ハイノーブル合金　166
ハイブリッド型レジン　174
ハイブリッド型レジンジャケットクラウン　11
ハイブリッド型レジン前装冠　11
バイブレーター　97, 135
白斑　141
把持用ハンドル　126, 134, 179
パターン光　155
パターンレジン　46, 175, 179
7/8クラウン　11
パテタイプ　19, 21, 24, 44, 55, 56, 57, 70, 72, 77, 87, 105, 148
バフ　124, 131, 132, 144, 163, 170
パラジウム系合金　166
パラフィンワックス　20, 52, 55, 74, 83, 90, 174
バランスドオクルージョン　6
バリ　73, 101, 106
半固定性ブリッジ　12
半調節性咬合器　90, 92, 93, 163
ハンドル　133

ひ

ピーソーリーマー　42, 43, 46, 51
被蓋関係　112
光重合　177
光重合型レジン　142
光重合器　48, 142
光照射　48, 50, 51, 153, 160
光切断　155
非貴金属　166
非機能咬頭　5, 27, 32, 115, 155, 169
非機能咬頭外斜面　117
非作業側　92, 164
非接触レーザースポット　155
VITASYSTEM 3D-MASTER®　80, 81
VITAPAN® Classical　80
左側方位　90
鼻翼下縁　88
ピンデックス　103
ピンデックスシステム　102
ピンホール　18
ピンレッジ　11

ふ

ファーネス　119, 120
ファイバーポスト　47, 48, 49
ファンクショナルカスプベベル　35
フィッシャーバー　69, 74, 77, 169
フィットチェッカー　122
フィニッシュライン　4, 17, 18, 23, 24, 25, 26, 28, 32, 33, 34, 37, 38, 39, 40, 53, 54, 56, 57, 58, 59, 99, 101, 104, 105, 109, 110, 111, 148, 150, 151, 160, 164, 166, 171
フィメール　13
フィラー　131
フェイスボウ　87, 88, 89, 168
フェイスボウトランスファー　87, 89

フェルール　42, 43
フェルト　144
フォーマー　117
付加型シリコーンゴム印象材　64, 149
副歯型式　94
不潔域　4
腐食　123
筆積み法　58, 62, 74, 75, 76, 78
船底型　13, 168
部分床義歯　12
部分被覆冠　11
プラーク　69, 77, 123, 161
プライマー　48, 159
ブラシコーン　152
ブラシ法　139
プラスチックスパチュラ　53
ブラスティング　152
フラックス　120, 174
ブリッジ　1, 12, 67, 77, 161, 180
　──の支台装置　125
　──の名称　4
ブリッジ再製作　72
ブリッジフレーム　172
フルジルコニアクラウン　154, 158, 159, 160
フルベイク　133
フレーム　171
プレシャスメタル　166
プロアーチ　88
ブローパイプ　119, 120, 174
プローブ　146
プロキシマルハーフクラウン　11
フロス　114, 183
プロセラ®　145, 146
ブロックアウト　74, 185
プロビジョナルクラウン　51, 70, 71, 74
プロビジョナルブリッジ　73
プロビジョナルレストレーション　65, 144
分割支台築造　45
分割ポスト　46

分散強化型ガラスセラミックス　145
粉末焼結式積層法　157
分離材　66, 67, 68, 70, 72, 74, 76, 78, 104, 106, 107

へ

ヘアライン　141
平均値咬合器　86, 97
平均的顆頭点　87
平頭充填器　52, 53, 54, 69
ベース　55, 57, 61, 64, 122, 182
ベベル　36, 42
辺縁　17
辺縁形態　4, 17, 23, 24, 36, 37
辺縁歯肉　170
辺縁隆線　5, 9, 41, 115
変色　123, 161
偏心咬合位　69, 71, 73, 76, 90, 122
偏側型　13, 166, 168

ほ

ポイント　123
防湿　54
豊隆　176
ポーセレンシェル　148, 152, 153
ポーセレンファーネス　140
ポーセレンラミネートベニア　148
ボクシング　95, 96, 174
補助的保持形態　18
保持力　18, 19, 36, 42
ポスト　44
ポスト孔　42, 43, 46, 49
ポリカーボネート樹脂製クラウン　65
ポリサルファイドゴム印象材　64
ポリマー　66
ホワイトシリコーン　60, 122

ホワイトポイント　123, 143
ホワイトメタル　145
ポンティック　4, 13, 37, 39, 77, 78, 161, 164, 166, 169, 176, 178, 179, 180
ポンティック基底面　161, 164, 168, 169, 175, 178
ポンティック基底面形態　180
ポンティック連結部　171
ボンディング材　48

ま

マージン　58, 60, 66, 71, 73, 74, 76, 79, 107, 109, 179, 182
マージン形態　4
埋没　45, 117, 134
埋没材　117, 118
マウンティングプレート　97, 98, 99, 100
マスキング陶材　151
窓開け　125, 133, 134, 164, 166
マトリックス　47, 48, 51
マトリックスバンド　25, 31
マトリックスレジン　131
摩耗　161
マルチレイヤードジルコニア　160

み

ミキシングチップ　64
右側方位　90
未重合層　130, 131
ミディアムノーブル合金　166
ミニマルインターベンション　37
ミリング　154, 157, 158, 171
ミリングマシン　157

め

メインテナンス　164
メール　13

メジャリングデバイス　123
メタメリズム　82
メタルコーピング　11, 125, 126, 127, 133, 136, 138, 162, 166
　── の試適　136
　── の前処理　136
メタルフリーレストレーション　142

も

モアレ縞　155
毛細管現象　179
モール　49
模型　150
　── の印象応用法　75, 77
模型基底面　104
模型上の調整　117, 121
模型用スキャナー　64
餅状レジン　68
　── による圧接法　67
モデリングコンパウンド　87, 88
モデルトリマー　98, 102
モノマー　66
盛り上げ法　107

ゆ

湯　126
融解金属　126
有歯顎者　62
有床型　13
有床型ポンティック　13
ユーティリティワックス　95, 96, 99
融点　134
遊離エナメル質　155
湯だまり　179
湯流れ　117
ユニット照明　82

よ

予備重合　143

予備重合器　130
3/4 クラウン　11

ら

ライトボディタイプ　55, 56, 57, 61, 63
ライニング材　117
ラインアングル　116
ラインレーザー　155
ラウンドバー　74, 77, 96, 101, 103, 105, 123, 127, 170, 182
ラバーカップ　66, 67, 93
ラピッドプロトタイピング　157
ラミネートベニア　11, 12
　── の接着　152
ランナーバー　162, 166, 169, 176, 179

り

力学的要件　3
リッジラップ型　13, 166, 168, 178
離底型　13, 168, 169
リテーナー　37, 41, 175, 178, 179
リテーナーデザイン　39
リテンションビーズ　125, 126, 162, 165, 176, 179
リテンションリング　95
リムーバルノブ　114, 183
リムーバルリング　114
リューサイト強化型ガラスセラミックス　145
硫酸溶液　120
隆線　77, 177
流動性　55, 56
リン酸エッチング　148
リン酸塩系埋没材　117, 135
リン酸処理　153
隣接歯　25, 31, 48, 67, 74, 100, 104, 108, 112, 114, 133, 134
隣接接触関係　7, 121, 124, 181
隣接接触点　8, 22, 23, 122, 125, 140, 143, 144, 147, 148, 158, 170
隣接面　67
隣接面形態　108
隣接面溝　12

る

ルージュ　69, 124, 131, 132, 170, 177, 183
るつぼ　119, 120
流ろう　53, 58, 174

れ

冷水痛　181
レイヤリング　11, 145, 146, 160
レギュラーボディタイプ　43, 54, 63
レジン維持装置　162
レジン円板　59
レジンキャップ　49, 50
レジン支台築造　47
レジンジャケットクラウン　11, 142
レジン前装冠　11, 24, 125, 132
レジン前装材　162, 165
レジン前装ブリッジ　161
レジン築造体　50
レジン泥　66, 67, 75, 76, 78
レジン筆積み法　74
レジンブロック　93
レジン分離材　58, 59, 142
レスト　16
裂溝　77, 141
連結　164, 176, 179
連結冠　173
連結固定　173
連結装置　87
連結部　4, 163
連合印象法　52, 55, 56, 64
練和紙　43

ろ

ろう　174
ろう付け　173, 175
ろう付け部　174, 175
ろう付け用埋没材　175
ローノーブル合金　166
ロストワックス法　15, 117, 119, 145
ロビンソンブラシ　144, 159
ロングスパン　173

わ

ワセリン　66, 67, 68, 70, 72
ワックス　58, 62, 107, 115, 119, 134
ワックスアップ　107
ワックス形成器　107, 109
ワックスコーンテクニック　115
ワックススパチュラ　134
ワックストレー　173
ワックスパターン　37, 39, 44, 107, 109, 110, 114, 117, 118, 125, 133, 135, 164, 166, 169, 175, 176
ワックスパターン形成　45, 77, 99, 107, 125, 133, 134, 161, 164, 169, 178
ワックスパターン形成法　116
ワックス分離材　110, 111, 112, 166
ワックス用メジャリングデバイス　20

【編者略歴】

三浦 宏之（みうら ひろゆき）
1980年　東京医科歯科大学歯学部卒業
1986年　東京医科歯科大学大学院修了
1999年　東京医科歯科大学歯学部教授
2000年　東京医科歯科大学大学院医歯学総合研究科教授
2021年　東京医科歯科大学名誉教授，現在に至る

伊藤 裕（いとう ゆたか）
1973年　九州歯科大学卒業
1980年　愛知学院大学大学院修了
1993年　愛知学院大学歯学部教授
2020年　（専）名古屋デンタル衛生士学院非常勤講師，現在に至る

小川 匠（おがわ たくみ）
1989年　鶴見大学歯学部卒業
1994年　鶴見大学大学院修了
2011年　鶴見大学歯学部教授，現在に至る

細川 隆司（ほそかわ りゅうじ）
1986年　九州歯科大学卒業
1990年　九州歯科大学大学院修了
2003年　九州歯科大学歯学部教授，現在に至る

石橋 寛二（いしばし かんじ）
1970年　日本大学歯学部卒業
1980年　岩手医科大学歯学部教授
2011年　岩手医科大学名誉教授，現在に至る

川和 忠治（かわわ ただはる）
1967年　東京医科歯科大学歯学部卒業
1982年　昭和大学歯学部教授
2007年　昭和大学名誉教授，現在に至る

寺田 善博（てらだ よしひろ）
1973年　九州大学歯学部卒業
1991年　九州大学歯学部教授
2000年　九州大学大学院歯学研究院教授
2013年　九州大学名誉教授
2014年　奥羽大学歯学部教授
2017年　奥羽大学歯学部退職，現在に至る

福島 俊士（ふくしま しゅんじ）
1968年　東京医科歯科大学歯学部卒業
1972年　東京医科歯科大学大学院修了
1993年　鶴見大学歯学部教授
2011年　鶴見大学名誉教授，現在に至る

クラウンブリッジテクニック第2版　ISBN978-4-263-45816-7

2008年 9月20日　第1版第1刷発行
2017年 8月20日　第1版第10刷発行
2018年 3月10日　第2版第1刷発行
2024年 1月20日　第2版第5刷発行

編　者　三浦宏之ほか
発行者　白石泰夫
発行所　医歯薬出版株式会社
〒113-8612　東京都文京区本駒込1-7-10
TEL.（03）5395-7638（編集）・7630（販売）
FAX.（03）5395-7639（編集）・7633（販売）
https://www.ishiyaku.co.jp/
郵便振替番号　00190-5-13816

乱丁，落丁の際はお取り替えいたします　　印刷・壮光舎印刷／製本・愛千製本所
© Ishiyaku Publishers, Inc. 2008, 2018　Printed in Japan

本書の複製権・翻訳権・翻案権・上映権・譲渡権・貸与権・公衆送信権（送信可能化権を含む）・口述権は，医歯薬出版（株）が保有します．
本書を無断で複製する行為（コピー，スキャン，デジタルデータ化など）は，「私的使用のための複製」などの著作権法上の限られた例外を除き禁じられています．また私的使用に該当する場合であっても，請負業者等の第三者に依頼し上記の行為を行うことは違法となります．

JCOPY　＜出版者著作権管理機構　委託出版物＞

本書をコピーやスキャン等により複製される場合は，そのつど事前に出版者著作権管理機構（電話03-5244-5088，FAX 03-5244-5089，e-mail:info@jcopy.or.jp）の許諾を得てください．